U0346594

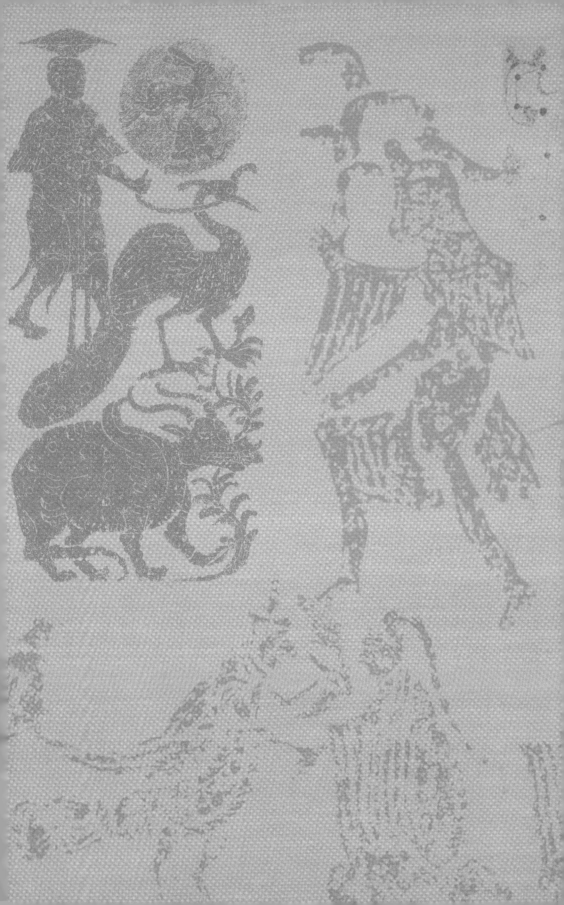

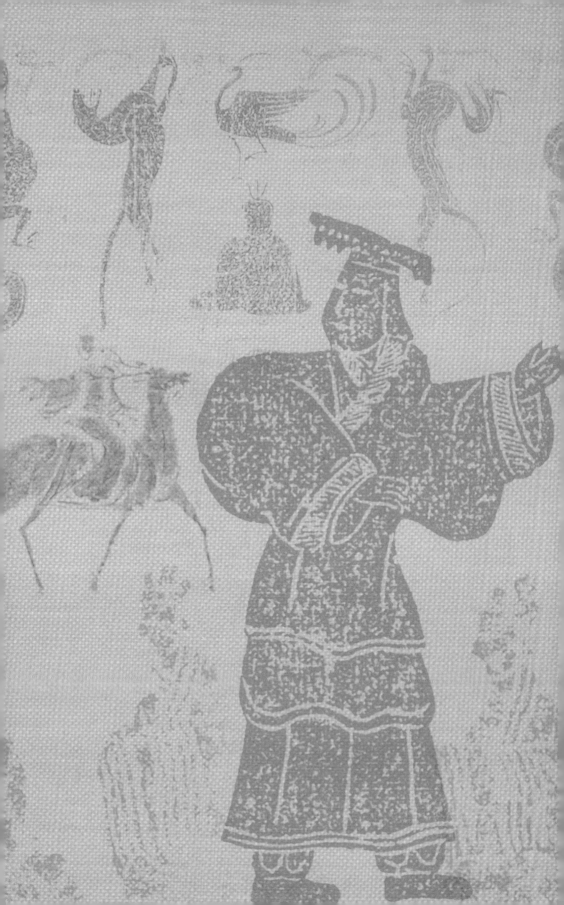

中国古医籍整理丛书

伤寒启蒙集稿

清·余景和 著

艾 华 曲道炜 校注

中国中医药出版社

·北 京·

图书在版编目（CIP）数据

伤寒启蒙集稿/（清）余景和著；艾华，曲道炜校注 . —北京：中国中医药出版社，2015.1（2021.3重印）
（中国古医籍整理丛书）
ISBN 978 - 7 - 5132 - 2135 - 1

Ⅰ. ①伤…　Ⅱ. ①余…②艾…③曲…　Ⅲ. ①《伤寒论》-研究　Ⅳ. ①R222. 29

中国版本图书馆 CIP 数据核字（2014）第 273510 号

中 国 中 医 药 出 版 社 出 版
北京经济技术开发区科创十三街 31 号院二区 8 号楼
邮政编码　100176
传真　010 64405721
廊坊市祥丰印刷有限公司印刷
各地新华书店经销
＊
开本 710 × 1000　1/16　印张 10. 5　字数 102 千字
2015 年 1 月第 1 版　2021 年 3 月第 2 次印刷
书　号　ISBN 978 - 7 - 5132 - 2135 - 1
＊
定价　31. 00 元
网址　www. cptcm. com

如有印装质量问题请与本社出版部调换（010 64405510）
版权专有　侵权必究
社长热线　010 64405720
购书热线　010 64065415　010 64065413
微信服务号　zgzyycbs
书店网址　csln. net/qksd/
官方微博　http：//e. weibo. com/cptcm
淘宝天猫网址　http：//zgzyycbs. tmall. com

国家中医药管理局
中医药古籍保护与利用能力建设项目
组织工作委员会

主　任　委　员　王国强

副 主 任 委 员　王志勇　李大宁

执 行 主 任 委 员　曹洪欣　苏钢强　王国辰　欧阳兵

执行副主任委员　李　昱　武　东　李秀明　张成博

委　　　　员

各省市项目组分管领导和主要专家

　　（山东省）武继彪　欧阳兵　张成博　贾青顺

　　（江苏省）吴勉华　周仲瑛　段金廒　胡　烈

　　（上海市）张怀琼　季　光　严世芸　段逸山

　　（福建省）阮诗玮　陈立典　李灿东　纪立金

　　（浙江省）徐伟伟　范永升　柴可群　盛增秀

　　（陕西省）黄立勋　呼　燕　魏少阳　苏荣彪

　　（河南省）夏祖昌　刘文第　韩新峰　许敬生

　　（辽宁省）杨关林　康廷国　石　岩　李德新

　　（四川省）杨殿兴　梁繁荣　余曙光　张　毅

各项目组负责人

　　王振国（山东省）　　王旭东（江苏省）　　张如青（上海市）

　　李灿东（福建省）　　陈勇毅（浙江省）　　焦振廉（陕西省）

　　蔡永敏（河南省）　　鞠宝兆（辽宁省）　　和中浚（四川省）

项目专家组

顾　问　马继兴　张灿玾　李经纬

组　长　余瀛鳌

成　员　李致忠　钱超尘　段逸山　严世芸　鲁兆麟
郑金生　林端宜　欧阳兵　高文柱　柳长华
王振国　王旭东　崔　蒙　严季澜　黄龙祥
陈勇毅　张志清

项目办公室（组织工作委员会办公室）

主　任　王振国　王思成

副主任　王振宇　刘群峰　陈榕虎　杨振宁　朱毓梅
刘更生　华中健

成　员　陈丽娜　邱　岳　王　庆　王　鹏　王春燕
郭瑞华　宋咏梅　周　扬　范　磊　张永泰
罗海鹰　王　爽　王　捷　贺晓路　熊智波

秘　书　张丰聪

前　言

　　中医药古籍是传承中华优秀文化的重要载体，也是中医学传承数千年的知识宝库，凝聚着中华民族特有的精神价值、思维方法、生命理论和医疗经验，不仅对于传承中医学术具有重要的历史价值，更是现代中医药科技创新和学术进步的源头和根基。保护和利用好中医药古籍，是弘扬中国优秀传统文化、传承中医学术的必由之路，事关中医药事业发展全局。

　　1949年以来，在政府的大力支持和推动下，开展了系统的中医药古籍整理研究。1958年，国务院科学规划委员会古籍整理出版规划小组在北京成立，负责指导全国的古籍整理出版工作。1982年，国务院古籍整理出版规划小组召开全国古籍整理出版规划会议，制定了《古籍整理出版规划（1982—1990）》，卫生部先后下达了两批200余种中医古籍整理任务，掀起了中医古籍整理研究的新高潮，对中医文化与学术的弘扬、传承和发展，发挥了极其重要的作用，产生了不可估量的深远影响。

　　2007年《国务院办公厅关于进一步加强古籍保护工作的意见》明确提出进一步加强古籍整理、出版和研究利用，以及

"保护为主、抢救第一、合理利用、加强管理"的方针。2009年《国务院关于扶持和促进中医药事业发展的若干意见》指出，要"开展中医药古籍普查登记，建立综合信息数据库和珍贵古籍名录，加强整理、出版、研究和利用"。《中医药创新发展规划纲要（2006—2020）》强调继承与创新并重，推动中医药传承与创新发展。

2003~2010年，国家财政多次立项支持中国中医科学院开展针对性中医药古籍抢救保护工作，在中国中医科学院图书馆设立全国唯一的行业古籍保护中心，影印抢救濒危珍本、孤本中医古籍1640余种；整理发布《中国中医古籍总目》；遴选351种孤本收入《中医古籍孤本大全》影印出版；开展了海外中医古籍目录调研和孤本回归工作，收集了11个国家和2个地区137个图书馆的240余种书目，基本摸清流失海外的中医古籍现状，确定国内失传的中医药古籍共有220种，复制出版海外所藏中医药古籍133种。2010年，国家财政部、国家中医药管理局设立"中医药古籍保护与利用能力建设项目"，资助整理400余种中医药古籍，并着眼于加强中医药古籍保护和研究机构建设，培养中医古籍整理研究的后备人才，全面提高中医药古籍保护与利用能力。

在此，国家中医药管理局成立了中医药古籍保护和利用专家组和项目办公室，专家组负责项目指导、咨询、质量把关，项目办公室负责实施过程的统筹协调。专家组成员对古籍整理研究具有丰富的经验，有的专家从事古籍整理研究长达70余年，深知中医药古籍整理研究的重要性、艰巨性与复杂性，履行职责认真务实。专家组从书目确定、版本选择、点校、注释等各方面，为项目实施提供了强有力的专业指导。老一辈专家的学术水平和智慧,是项目成功的重要保证。项目承担单位山东中医药大学、南京中医药大学、上海中医药大学、福建中医药大学、浙江省中医药研究院、陕西省中医药研究院、河南省中医药研究院、辽宁中医药大学、成都中医药大学及所在省市中医药管理部门精心组织,充分发挥区域间互补协作的优势,并得到承担项目出版工作的中国中医药出版社大力配合,全面推进中医药古籍保护与利用网络体系的构建和人才队伍建设,使一批有志于中医学术传承与古籍整理工作的人才凝聚在一起,研究队伍日益壮大,研究水平不断提高。

　　本着"抢救、保护、发掘、利用"的理念,该项目重点选择近60年未曾出版的重要古医籍,综合考虑所选古籍的保护价值、学术价值和实用价值。400余种中医药古籍涵盖了医经、基础理论、诊法、伤寒金匮、温病、本草、方书、内科、外科、女科、儿科、伤科、眼科、咽喉口齿、针灸推拿、养生、医案医话医论、医史、临证综合等门类,跨越唐、宋、金元、明以迄清末。全部古籍均按照项目办公室组织完成的行业标准《中医古籍整理规范》及《中医药古籍整理细则》进行整理校注,绝大多数中医药古籍是第一次校注出版,一批孤本、稿本、抄本更是首次整理面世。对一些重要学术问题的研究成果,则集中收录于各书的"校注说明"或"校注后记"中。

　　"既出书又出人"是本项目追求的目标。近年来,中医药古籍整理工作形势严峻,老一辈逐渐退出,新一代普遍存在整理研究古籍的经验不足、专业思想不坚定等问题,使中医古籍整理面临人才流失严重、青黄不接的局面。通过本项目实施,搭建平台,完善机制,培养队伍,提升能力,经过近5年的建设,锻炼了一批优秀人才,老中青三代齐聚一堂,有效地稳定了研究队伍，为中医药古籍整理工作的开展和中医文化与学术的传承提供必备的知识和人才储备。

本项目的实施与《中国古医籍整理丛书》的出版，对于加强中医药古籍文献研究队伍建设、建立古籍研究平台，提高古籍整理水平均具有积极的推动作用，对弘扬我国优秀传统文化，推进中医药继承创新，进一步发挥中医药服务民众的养生保健与防病治病作用将产生深远影响。

第九届、第十届全国人大常委会副委员长许嘉璐先生，国家卫生计生委副主任、国家中医药管理局局长、中华中医药学会会长王国强先生，我国著名医史文献专家、中国中医科学院马继兴先生在百忙之中为丛书作序，我们深表敬意和感谢。

由于参与校注整理工作的人员较多，水平不一，诸多方面尚未臻完善，希望专家、读者不吝赐教。

国家中医药管理局中医药古籍保护与利用能力建设项目办公室
二〇一四年十二月

许 序

"中医"之名立，迄今不逾百年，所以冠以"中"字者，以别于"洋"与"西"也。慎思之，明辨之，斯名之出，无奈耳，或亦时人不甘泯没而特标其犹在之举也。

前此，祖传医术（今世方称为"学"）绵延数千载，救民无数；华夏屡遭时疫，皆仰之以度困厄。中华民族之未如印第安遭染殖民者所携疾病而族灭者，中医之功也。

医兴则国兴，国强则医强。百年运衰，岂但国土肢解，五千年文明亦不得全，非遭泯灭，即蒙冤扭曲。西方医学以其捷便速效，始则为传教之利器，继则以"科学"之冕畅行于中华。中医虽为内外所夹击，斥之为蒙昧，为伪医，然四亿同胞衣食不保，得获西医之益者甚寡，中医犹为人民之所赖。虽然，中国医学日益陵替，乃不可免，势使之然也。呜呼！覆巢之下安有完卵？

嗣后，国家新生，中医旋即得以重振，与西医并举，探寻结合之路。今也，中华诸多文化，自民俗、礼仪、工艺、戏曲、历史、文学，以至伦理、信仰，皆渐复起，中国医学之兴乃属必然。

迄今中医犹为国家医疗系统之辅，城市尤甚。何哉？盖一则西医赖声、光、电技术而于20世纪发展极速，中医则难见其进。二则国人惊羡西医之"立竿见影"，遂以为其事事胜于中医。然西医已自觉将入绝境：其若干医法正负效应相若，甚或负远逾于正；研究医理者，渐知人乃一整体，心、身非如中世纪所认定为二对立物，且人体亦非宇宙之中心，仅为其一小单位，与宇宙万象万物息息相关。认识至此，其已向中国医学之理念"靠拢"矣，虽彼未必知中国医学何如也。唯其不知中国医理何如，纯由其实践而有所悟，益以证中国之认识人体不为伪，亦不为玄虚。然国人知此趋向者，几人？

国医欲再现宋明清高峰，成国中主流医学，则一须继承，一须创新。继承则必深研原典，激清汰浊，复吸纳西医及我藏、蒙、维、回、苗、彝诸民族医术之精华；创新之道，在于今之科技，既用其器，亦参照其道，反思己之医理，审问之，笃行之，深化之，普及之，于普及中认知人体及环境古今之异，以建成当代国医理论。欲达于斯境，或需百年欤？予恐西医既已醒悟，若加力吸收中医精粹，促中医西医深度结合，形成21世纪之新医学，届时"制高点"将在何方？国人于此转折之机，能不忧虑而奋力乎？

予所谓深研之原典，非指一二习见之书、千古权威之作；就医界整体言之，所传所承自应为医籍之全部。盖后世名医所著，乃其秉诸前人所述，总结终生行医用药经验所得，自当已成今世、后世之要籍。

盛世修典，信然。盖典籍得修，方可言传言承。虽前此50余载已启医籍整理、出版之役，惜旋即中辍。阅20载再兴整理、出版之潮，世所罕见之要籍千余部陆续问世，洋洋大观。

今复有"中医药古籍保护与利用能力建设"之工程，集九省市专家，历经五载，董理出版自唐迄清医籍，都400余种，凡中医之基础医理、伤寒、温病及各科诊治、医案医话、推拿本草，俱涵盖之。

噫！璐既知此，能不胜其悦乎？汇集刻印医籍，自古有之，然孰与今世之盛且精也！自今而后，中国医家及患者，得览斯典，当于前人益敬而畏之矣。中华民族之屡经灾难而益蕃，乃至未来之永续，端赖之也，自今以往岂可不后出转精乎？典籍既蜂出矣，余则有望于来者。

谨序。

第九届、十届全国人大常委会副委员长

许嘉璐

二〇一四年冬

王 序

　　中医学是中华民族在长期生产生活实践中，在与疾病作斗争中逐步形成并不断丰富发展的医学科学，是中国古代科学的瑰宝，为中华民族的繁衍昌盛作出了巨大贡献，对世界文明进步产生了积极影响。时至今日，中医学作为我国医学的特色和重要医药卫生资源，与西医学相互补充、相互促进、协调发展，共同担负着维护和促进人民健康的任务，已成为我国医药卫生事业的重要特征和显著优势。

　　中医药古籍在存世的中华古籍中占有相当重要的比重，不仅是中医学术传承数千年最为重要的知识载体，也是中医为中华民族繁衍昌盛发挥重要作用的历史见证。中医药典籍不仅承载着中医的学术经验，而且蕴含着中华民族优秀的思想文化，凝聚着中华民族的聪明智慧，是祖先留给我们的宝贵物质财富和精神财富。加强对中医药古籍的保护与利用，既是中医学发展的需要，也是传承中华文化的迫切要求，更是历史赋予我们的责任。

　　2010 年，国家中医药管理局启动了中医药古籍保护与利用能力建设项目。这既是传承中医药的重要工程，也是弘扬优秀民族文化的重要举措，不仅能够全面推进中医药的有效继承和创新发展，为维护人民健康做出贡献，也能够彰显中华民族的璀璨文化，为实现中华民族伟大复兴的中国梦作出贡献。

相信这项工作一定能造福当今，嘉惠后世，福泽绵长。

国家卫生和计划生育委员会副主任

国家中医药管理局局长

中华中医药学会会长

王国强

二〇一四年十二月

王序

二

马 序

一

　　新中国成立以来，党和国家高度重视中医药事业发展，重视古籍的保护、整理和研究工作。自 1958 年始，国务院先后成立了三届古籍整理出版规划小组，分别由齐燕铭、李一氓、匡亚明担任组长，主持制订了《整理和出版古籍十年规划（1962—1972）》《古籍整理出版规划（1982—1990）》《中国古籍整理出版十年规划和"八五"计划（1991—2000）》等，而第三次规划中医药古籍整理即纳入其中。1982 年 9 月，卫生部下发《1982—1990 年中医古籍整理出版规划》，1983 年 1 月，中医古籍整理出版办公室正式成立，保证了中医古籍整理出版规划的实施。2002 年 2 月，《国家古籍整理出版"十五"（2001—2005）重点规划》经新闻出版署和全国古籍整理出版规划领导小组批准，颁布实施。其后，又陆续制定了国家古籍整理出版"十一五"和"十二五"重点规划。国家财政多次立项支持中国中医科学院开展针对性中医药古籍抢救保护工作，文化部在中国中医科学院图书馆专门设立全国唯一的行业古籍保护中心，国家先后投入中医药古籍保护专项经费超过 3000 万元，影印抢救濒危珍、善、孤本中医古籍 1640 余种，开展了海外中医古籍目录调研和孤本回归工作。2010 年，国家财政部、国家中医药管理局安排国家公共卫生专项资金，设立了"中医药古籍保护与利用能力建设项目"，这是继 1982~1986 年第一批、第二批重要中医药古籍整理之后的又一次大规模古籍整理工程，重点整理新中国成立后未曾出版的重要古籍，目标是形成并普及规范的通行本、传世本。

为保证项目的顺利实施，项目组特别成立了专家组，承担咨询和技术指导，以及古籍出版之前的审定工作。专家组中的许多成员虽逾古稀之年，但老骥伏枥，孜孜不倦，不仅对项目进行宏观指导和质量把关，更重要的是通过古籍整理，以老带新，言传身教，培养一批中医药古籍整理研究的后备人才，促进了中医药古籍保护和研究机构建设，全面提升了我国中医药古籍保护与利用能力。

作为项目组顾问之一，我深感中医药古籍保护、抢救与整理工作的重要性和紧迫性，也深知传承中医药古籍整理经验任重而道远。令人欣慰的是，在项目实施过程中，我看到了老中青三代的紧密衔接，看到了大家的坚持和努力，看到了年轻一代的成长。相信中医药古籍整理工作的将来会越来越好，中医药学的发展会越来越好。

欣喜之余，以是为序。

中国中医科学院研究员

马继兴

二〇一四年十二月

马
序

二

校注说明

  《伤寒启蒙集稿》七卷，系余景和注释柯琴《伤寒论翼》卷下之手稿。书稿完成于清光绪十五年（1889），未得正式刊行。

  余景和（1847—1907），字听鸿，阳羡（今江苏宜兴）人，晚清名医，在近代医学史上具有一定的地位和影响。其出身孤苦，孟河名医费兰泉见其勤谨，收为入门弟子，成为孟河医派医家。其医德高尚，医道高深，学验丰富，于内、外、喉科等均有较深造诣。有《诊余集》（又名《余听鸿医案》）《外证医案汇编》《余注伤寒论翼》等书刊行于世。

  余景和受费兰泉先生指教，以《伤寒论》为医家之正宗，学者之津逮，遂专意于伤寒数种，及读柯氏《伤寒来苏集》，只见《论注》《附翼》两种，条理疏畅，议论明晰，而《论翼》有序无书，心窃疑之。伯祖余葆蕖、堂伯余麓泉为阳羡名医，数世遗书甚丰，偶检阅之，有旧抄《伤寒快读》一册，实为《伤寒论翼》卷下，内容有"太阳病解"至"制方大法"7篇。余氏于暇时与后辈逐句讲解，因其已蠹蚀破碎，有阙字处以己意补缀，门生胡筠青随讲随录，未及3月装订成帙，可作为柯氏《论翼》卷下之浅解。后又几经改易。光绪十五年，余听鸿手订之书稿即为《伤寒启蒙集稿》。

  本书稿卷一至卷六依次为太阳病解、阳明病解、少阳病解、太阴病解、少阴病解、厥阴病解，卷七为制方大法。余氏推崇柯氏学术思想，但又不拘于柯氏之论，以《内经》理论为依据，综合多年研读《伤寒论》诸书的心得，忆先师所讲，己所通悟，并结合临证诊治经验，对柯氏《伤寒论翼》卷下内容依次详加注释，特别是对"伤寒最多心病，以心当太阳之位"，后人"惑于传经之谬""传足不传手之谬"，拘于"七日复传之说""仲景立方，只有表里寒热虚实之不同，并无伤寒中风杂病之分别""合是症，便用是方"等柯氏学术观点，多有发挥。强调仲圣由六经以例百病，汗吐下温清补六法俱在其中，方虽有一定之章程，病无一定之治法，随证立方要灵活多变。指出四诊不可忽视，临证体察情由，活泼泼地，目到心到，笔到意到，对阴阳、虚实、正反、真假尤当明辨不惑。本书内容通俗易懂，为学习《伤寒论》入门之书。

《伤寒启蒙集稿》《伤寒六经病解》《余注伤寒论翼》是同一部书的3个不同传本。前两者是后者后3卷的两部手稿，均以柯氏《伤寒论翼》原文为单行大字，余氏注释为双行小字，其纸张、笔体、行款、装式皆相同。《伤寒六经病解》当是初稿。

《伤寒启蒙集稿》当是改易后再稿。《余注伤寒论翼》是补入柯氏《论翼》卷上原文后定稿刊行。《余注伤寒论翼》中后补入的这部分《论翼》原文讹误遗漏颇多，且未加注释，价值和意义不大。本书稿是余景和毕生研究《伤寒论》、注释《论翼》最具价值的内容。

此次整理以辽宁中医药大学馆藏清光绪十五年（1889）《伤寒启蒙集稿》稿本为底本，以光绪癸巳年（1893）《余注伤寒论翼》（简称《余注》）谢文翰斋刻本为主校本，以辽宁中医药大学馆藏《伤寒六经病解》（简称《病解》）清光绪十五年稿本为参校本。《伤寒论翼》原文以清代乾隆乙亥（1755）刻本昆山绥福堂藏本《伤寒来苏集·伤寒论翼》（简称《论翼》）为主校本。《伤寒论》内容参校2004年中医古籍出版社影印明代赵开美翻刻宋版《仲景全书》本。《内经》内容参校 1956 年人民卫生出版社影印明代顾从德翻刻宋本《黄帝内经素问》、1956 年人民卫生出版社影印赵府居敬堂刊本《灵枢经》。

校注整理的具体方法：

1. 本书名称不一，本次整理依从封面，以同《全国中医图书联合目录》《中国医籍大辞典》等目录书一致。删除每卷卷首"伤寒论翼快读集"和卷一另贴纸条上的"余注伤寒论翼"等字，以免书名混乱。

2. 原稿无序，兹将《余注伤寒论翼》中的余景和自序附于本书前。

3. 原稿无目录，兹据正文提取。

4. 作者记于封面，删除每卷卷首"慈溪柯韵伯先生著""荆溪余景和听鸿甫注"等字。

5. 原稿卷七附《六经方余论》，是柯氏《伤寒附翼》卷下的一篇，因其不全，且又未加注释，故删之。

6. 原书稿中单行大字为柯氏原文，双行小字为余氏注文。兹将大字原文用宋体字单行排列，小字注文用仿宋体单行排列，以示区分。

7. 原稿眉批用楷体，前加［批］，置于正文相应处。

8. 书中引录文献，均与原书核对，凡删节、缩写而不失原意者，不出校记；有损文义者，酌情出校记。

9. "制方大法"一篇，底本与校本出入之处，均从底本。底本多者，一般不删；底本少者，一般不补，均不出校记。

10. 底本与校本不一，底本无误或义胜者，一律不出校记；义均可通，但校本义胜者，不改原文，出校记说明校本义胜；难以断定是非，但校本文义有一定参考价值的，不改原文，出校记存异；显系底本讹、脱、衍、倒者，将原文改正或删补，并出校记。

11. 底本中字形属一般笔画之误，径改，不出校记。如"日"与"曰"、"己"与"已"、"名"与"各"、"炙"与"灸"混淆等。

12. 凡属难字、僻字、异读字均注音。其难解字、词酌情出注。

13. 底本中的古字，如"差""内"等，改成"瘥""纳"等通行今字，不出注。

14. 底本中的异体字、俗写字、繁体字，如"鞕""洩""蚘""懊"等，改成"硬""泄""蛔""侬"等通行正字，不出注。

15. 底本中的通假字在首见处出注，并出书证。

自 序

　　余家自遭庚申之劫①，一门殉难，髫年②失学，不克③继祖父书香。孟河诸前辈悯其孤苦，导之习医，并假书读之。《灵》《素》《难经》，文辞古奥。《千金》《外台》《经疏》《总录》，卷帙浩繁。金元诸家，疵醇④难辨。紬绎⑤数载，愧无师承。费兰泉先生曰：南阳《伤寒论》为医家之正宗，乃学者之津逮⑥，万世不出其范围者也。后贤叠为注释删补，数十百家，当择其善者从之。细心研究，极其变化，终身用之而无尽期，此仲圣之书不可不读也。遂专意于伤寒数种，及读柯氏《来苏》，《论注》《附翼》两种，条理疏畅，议论明晰，微有一隙之明。考吾乡曹青岩先生《医学读书志》，柯氏《来苏》有《论翼》二卷，共八卷。而叶香岩先生批《附翼》序，只有《论注》四卷，又疏著《附翼》二卷，止六卷。岂《论翼》两卷乾嘉时坊版已遗佚欤？或叶氏之序是讹耶？然坊本载《论翼》韵伯自序一篇，有序而无书。若作《附翼》之序，与文不合，心窃疑之。吾葆葇伯祖、麓泉堂伯为阳羡名医，数世遗书甚富，偶检阅之，内有旧抄《伤寒快读》一册，暇辄与儿辈逐句讲解，及门胡筠青

---

　　① 庚申之劫：指咸丰十年（1860），余景和母亲及姐妹遇太平军殉难。
　　② 髫（tiáo 条）年：指幼年。髫，儿童下垂之发。
　　③ 克：能够。
　　④ 疵醇：疵病与粹纯。语本唐·韩愈《读荀》："孟氏（孟轲）醇乎醇者也，荀（荀卿）与扬（扬雄）大醇而小疵。"
　　⑤ 紬绎（chōuyì 抽亿）：引出端绪。此指研究。紬，抽引，理出丝缕的头绪。绎，寻绎，理出事物的头绪。
　　⑥ 津逮：由津渡而到达。比喻达到目的的途径。

茂才随讲随录，未及三月，装订成帙，曰可为此书之浅解矣。庚寅①秋，访福山何君子范，闻有《伤寒论翼》抄本，急索观之，乃《太阳病解》至《制方大法》，即《论翼》之下卷也。相沿传抄，鲁鱼多误，乞能静居士更正之。柯氏三书精华荟萃，惜《论翼》一书久已散佚，今将《论翼》原叙录于首，《六经方解论》列于后，附柯氏书例一则、历代伤寒书籍考一则，附入浅注，便于初学。岂敢问世，垿闲居士见而爱之，曰不但为柯氏之功臣，且嘉惠杏林，洵②非浅鲜，慨然助资，寿诸梨枣③，遂名曰《余注》以别之，都④为四卷。刊成，索余弁其端⑤，遂志⑥缘起如此。海内博雅君子，匡以不逮，所深幸焉。

光绪癸巳花朝⑦阳羡余景和听鸿氏书于海虞寄舫

---

① 庚寅：光绪十六年（1890）。

② 洵：诚然，实在。

③ 寿诸梨枣：将其刊刻出版。寿，镌刻。谓使之长远留存。梨枣，梨木和枣木。古代多用其刻板印书，故为书版的代称。

④ 都：汇总。

⑤ 弁（biàn辩）其端：将序文放在前面。弁，前言，序文。

⑥ 志：通"识"，记录，记述。《国语·鲁语下》："仲尼闻之曰：'弟子志之，季氏之妇不淫矣。'"韦昭注："志，识也。"

⑦ 光绪癸巳花朝：光绪十九年（1893）农历二月。花朝，即花朝节，即所谓"百花生日"。清代一般北方以农历二月十五为花朝，而南方则以二月十二为花朝。

目 录

卷 一

太阳病解第一

伤寒之立六经，各有纲领一条，犹大将立旗鼓，使人知有所向。故必每经各立提纲，使后人审病切脉，不惑于歧途。太阳病，以脉浮、头项强痛、恶寒为提纲。阳明病，以胃家实为提纲。少阳病，以口苦、咽干、目眩为提纲。太阴病，以腹满而吐、食不下、自利益甚、时腹自痛为提纲。少阴病，以脉微细、但欲寐为提纲。厥阴病，以消渴、气上冲心、心中疼热、饥而不欲食、食即吐蛔为提纲六经提纲俱仲景原文。

太阳为表太阳脉，起目内眦，上额巅，环后项，夹脊抵腰中，直至足。人背为一身之表，厥阴为里两阴交尽，故为里病。阳明为阖腑喜宣通，阖则病，太阴为开脏喜固密，开则病。少阳为阳枢太阳在表，布敷阳气，阳明在表之里，收纳阳气，少阳在表里之间，转输阳气，故谓阳枢，属半表半里，寒热往来少阳水火升降之道，行于半表半里之间，少阳风木，相火同气，邪正相争，有入阴之势，故寒热往来。少阴为阴枢太阴布敷阴气，厥阴受纳阴气，少阴肾气不充，开合失常，故为阴枢，属半虚半实肾气本难充足，寒热杂居坎水之中真阳藏焉。此乃六经之大纲领也六经大纲俱柯氏原文。[批]《内经》以太阳为开，阳明为合，少阳为枢；太阴为开，厥阴为合，少阴为枢。然其中微理难测，虽为审证关键，然六经俱有开有合。总之，将见症为凭当有把握。

太阳为三阳之表。太阳之脉，走头巅，过项，从背下行，阳所属也其脉过于一身之表。故见头连项而强痛、脉浮、恶寒为提纲①。头为诸阳之会，项为太阳之会。如见脉浮，恶寒，发热，头不痛，项不强，便知非太阳病。如但头痛，不及于项，亦非太阳定局矣。[批] 三阳之脉皆走头项前后侧，若头痛项强不能专于太阳，诊时当细辨之。如头项强痛，反不恶寒，脉反沉，不可谓非太阳病。或温邪内发，或吐后内烦，或湿流关节，或病关少阴，法当救里者也反复审详，剖晰分明，与后学读伤寒之书，当从此等处着眼。[批] 因脉反沉，须防少阴。因当浮不浮，当恶不恶，故谓之"反"，所谓看出底板法者以此。前辈以一日太阳，二日阳明，七日复传之说拘之伤寒有阳经即传阴经者，有直中阴经者，有阴经传出阳经者，有数日而守一经者。有顺传者，太阳传阳明；有逆传者，太阴传阳明；有对传者，太阳传少阳②，太阴传厥阴之类，不堪枚举。[批] 伤寒本无对传、逆传之理，皆误治变症为多。以见病治病，治伤寒真谛，何必拟③《内经》太深，故至今不识仲景所称之太阳病也。

太阳病有身疼、身重、腰痛、骨节疼痛、鼻鸣、干呕、呕逆、烦躁、胸满、背强、咳渴、汗出、恶风、无汗而喘等症。[批] 此等俱属太阳经中桂枝、大小青龙等症。仲景以其或然或否，不可拘定，故散见诸节而不入提纲以上诸症，虽属杂病，皆不离太阳一经，初读伤寒者，潜心契默，自然豁然贯通。

又太阳为巨阳，阳病必发热，提纲亦不言及者，以初受病者，或未发故也，其精细如此寒邪初受，阳气未郁而化热，少阴热郁，沛于营间，仍发热矣，故《伤寒》篇首有"已发热""未发

---

① 故必每经各立提纲……恶寒为提纲：此211字柯氏原文与《论翼》大为不同，疑为余氏补缀的缺文。

② 阳：原作"阴"，据《病解》《余注》改。

③ 拟：效法；摹拟。

热"之词。故诊者于头项强痛之时，必须理会此等兼症又不能拘于头痛项强，便为太阳表症，更细审其恶风恶寒之病情，有汗无汗之病机，已发热未发热之病势，以探其表症之虚实，是从旁细看法也如能辨症如此清切，不但伤寒，即杂症无微不见矣。即于此处辨其有汗是桂枝症，无汗是麻黄症，无汗烦躁是大青龙症，干呕发热而咳是小青龙症，项背强几几是葛根症，[批] 几，音及。用之恰当，效如桴鼓此等浅近辨法，初学之士稍有下手处。前辈以桂枝主风伤卫，麻黄主寒①伤营，大青龙主伤寒见风，小青龙主②中风见寒，分三纲鼎立之说拘之许学士分三纲鼎立之说，然桂枝、麻黄、大小青龙，分浅深表里寒热，未分营卫，岂有营病而卫不病者乎，所以埋没仲景之心法，又败坏仲景之正法也仲圣作书之时，本无此意，后贤割裂颠倒，杂乱如此，以致初学之士，旁门歧路难入。

脉浮只讲脉体之正面伤寒表症脉，一"浮"字最要关键，一切变症兼症俱从"浮"中体察，诊者当于浮中审其脉势之强弱，脉息之迟数，脉气之紧缓，脉象之滑涩弦芤。故太阳一经，有但浮、浮弱、浮缓、浮紧、浮迟、浮数等脉，散见于诸条。或阳浮而阴弱，或阴阳俱紧，或阴阳俱浮，或尺中脉迟，或尺中脉微，或寸缓关浮尺弱，必细细体认，以消息其里之虚实。此又是从中索隐法也。[批] 今切脉精细如此者有几人，时医一日数十家，有此技亦不暇及，何况无此技也。言伤寒者寥寥矣。此节脉象详之于前，诊伤寒者，中风，伤寒，温病，风温，湿痹，欲解不欲解，欲汗不欲汗，已发热未发热，或传里或传表，可下不可下，可汗不可汗，或当救表，或当救里，或病发于阳，或病发于阴，或脉症阴阳不合，或里

---

① 寒：原作"风"，据《论翼》改。
② 小青龙主：《论翼》无此4字。

实表虚，或表实里虚，或表里俱虚，或表里俱实，以上各条，无不见之于脉。太阳为六经首领，先将脉象标出首篇，后人慧心明辨，索隐用药，正治、权变、救逆、斡旋等法。预有把握，不致一朝变症蜂起，莫可救治。

若谓脉紧是伤寒，脉缓是中风，脉紧有汗是中风见寒，脉缓无汗是伤寒见风。夫既有伤寒中风之别，更有伤寒中风之浑，使人无处下手矣，岂可为法乎。[批] 前辈此等处不该如此拘执，故使《伤寒》文晦，恐后日读《伤寒》者畏难而少矣，仲圣法亦日堕矣。本论脉紧伤寒，脉缓中风，脉沉细湿痹，发热而渴不恶寒温病，身灼热风温。本论眉目极清，欲变其法而反浑乱。

凡见浮迟、浮弱者用桂枝，浮紧、浮数者用麻黄浮脉属表，本是太阳，分虚实定方桂枝、麻黄，眉目极清。不必于风寒之分，但从脉之虚实而施治虚宜和，实宜表，是仲景之活法，亦是仲景之定法也诸法用简，此等习伤寒之简法也。

今伤寒书皆以膀胱为太阳，故有传足不传手之谬。[批] 此条发明太阳是心，非膀胱也。人之受邪，不外乎六气。伤寒，太阳寒水之气也，仲景曰太阳病者，寒邪中人。[批] 寒邪中人，阳气屈伏，如天之日光蔽掩，无处不寒矣。阳郁则恶寒，阳发则热。风为阳邪，发热多而恶寒少，故曰中风。发热则一身尽热，恶寒则一身尽寒。岂有足经病而手经不病者，余未之信①也。况仲景太阳病而刺肺俞。肺者，手太阴也。仲景少阳重在三焦。三焦者，手少阳也。唐宋去古未远，注书立说，已②有传足不传手之谬。今时未曾考究伤寒之医，随口乱道，何足怪哉。伤寒传足不传手，温病传手不传足，时医以谓③常谈，成

---

① 未之信：即"未信之"。不相信这种说法。
② 已：原作"尚"，据《余注》改。
③ 谓：《余注》作"为"。"谓"，通"为"。作为。《韩非子·解老》："啬之谓术也，生于道理。"

千古之疑窦。吾师曰：圣人治病，补偏救弊。寒邪中人则伤阳，先保其阳，而后①可御寒，若温热太过，亦能化为热病。热邪中人则伤阴，先保其阴，而后可祛热②，若寒凉太过，亦能转为寒病。只有仲景伤寒而分六经，河间温病而分三焦，使后人治法③，表里寒热上下虚实，不惑于歧途，伤寒温病归于一例，见病施方，不得被手足两经分之所误。温病中用白虎、三承气、大小陷胸、理中、四逆、白通加人尿、椒梅④、黄连阿胶、白头翁、复脉等汤，皆《伤寒》方也。《伤寒》之栀子豆豉、桔梗、麻杏石膏⑤、栀子甘草、三泻心、连翘赤小豆、茵陈蒿、承气、白虎加参、竹叶石膏等汤，皆是温病中所需，不得以伤寒温病分治。伤寒者，温病之类也。割裂仲景之文法，为温病，又不能出仲景之范围，又不能得其神髓。将温病伤寒之分，反使温病伤寒之浑，不如读仲景原文，分桂枝症、麻黄症、葛根症、柴胡症、栀子症、白虎症、泻心症、承气症、五苓症、四逆症、理中症，汗吐下温清补六法俱在其中。一百十三方，方方有法，《内经》七方十剂无所不备，不但伤寒温病，药能中病，何病不治，何病不愈？若拘之伤寒传足不传手，温病传手不传足之说，贻误后学，岂浅鲜哉。不知仲景书只宗阴阳之大法，不拘阴阳之经络也若拘于经络传足不传手之说，本无处下手矣。夫阴阳者，散之可千，推之可万知其要者，一言而终，不知其要者，流散无穷。[批]风为阳邪，夹热而来。春本少阳风木，及厥阴施令，其邪初中，是厥阴、少阳风热，故叶氏之桑菊、银翘皆从少阳、厥阴轻剂，先治其上，防其传里，初以辛凉轻剂开手太阴，以芳香开泄清手厥阴，此等始病之时，与伤寒麻黄、桂枝有异。然时令受邪亦不

---

① 后：原无，据《余注》补。

② 而后可祛热：原无，据《余注》补。

③ 治法：《余注》作"临症"，义胜。

④ 椒梅：即椒梅汤。吴鞠通《温病条辨·卷三·下焦》："椒梅汤方（酸苦复辛甘法，即仲景乌梅丸法……）"

⑤ 麻杏石膏：即麻杏石甘汤。

同，见病施药，不必在伤寒温病传手传足之多辨也。临时变化用药，皆在各人之心灵意巧，生而知之为上，学而知之已在次矣。心为阳中之太阳，故更称巨阳以尊之此处发明心是太阳，非膀胱也。又中身而上名曰广明，太阳之前名曰阳明《经》文：中身以上名曰广明，广明之下名曰太阴，太阴之前名曰阳明。广明亦君主之尊称。广明主①阳明之上。故六经分位，首太阳，次阳明。又腰以上为阳，膀胱位列下焦之极底，其经名为足太阳。以手足阴阳论，实阴中之少阳耳；以六腑为阳论，与小肠之太阳同为受盛器耳。[批]腰以上属天，广明心也。腰以下属地，太阴脾也。阳明胃络行脾之前。《内经》受病，本归六气，寒水之气，太阳同气相合，《伤寒》以太阳为首篇。不得混膈膜之上，为父之太阳也《经》云：阳气者，若天与日，失其所，则折寿而不彰，故天运当以日光明。人之有阳犹天有日，故太阳以心为主，而可御寒邪。仲景以心为太阳，故得外统一身之气血，内行五脏六腑之经隧上焦如雾，心肺主之。心主血，肺主气，心肺行一身之营卫，营行脉中，卫行脉外。若膀胱为州都之官，所藏津液，必待上焦之气化而后能出膀胱之津液，尚要上焦之阳气化之而出，何能外司营卫，而为诸阳主气哉心为父阳，肺为母阴，虽主营卫，然营出中焦，卫出下焦，丹田之阳上升为卫气，中焦之谷气下行而为营气，浮气不循经者为卫气，精气之行于经者为营气。营者，水谷之精气，行于阴而为血。卫者，水谷之悍气，行于阳而为汗。卫行肉分，营行经隧也。所以寒伤营卫，赖阳气转舒，御寒外出，不必拘于足太阳一经耳。

岐伯曰：圣人南面而立，前曰广明南方火位，阳气盛大，故曰广明。在人则心脏在南，故谓前，后曰太冲太冲即冲脉，在下在北，故曰后。少阴肾脉与之合而盛大也，太冲之地，名曰少阴。是

---

① 主：《论翼》作"居"，义胜。

心肾为一身大表里也手少阴心火，足少阴肾水。膀胱与肾为表里，第①足经相络之一义耳。且表里亦何常之有人身之病，"阴阳水火"四字定之，将此四字运化，取之不尽，用之不竭。若云表里，阴于②阳为表里，水于火为表里，气于血为表里，脏于腑为表里，营于卫为表里。《内经》配六气为表里者，少阴君火于太阳寒水为表里，厥阴风木于少阳相火为表里，太阴湿土于阳明燥金为表里。伤寒者，太阳寒水之邪而犯少阴君火，不必拘于足太阳也，如太阳与少阳并病，刺肺俞、肝俞，岂非肝居胆外，为少阳之表；肺居心外，为太阳之表耶肺主气，心主血，心于肺为气血之表里，心病而刺肺俞。肝为风木，胆为相火，为表里，故胆病刺肝俞。亦表病治里，里病治表之义。

少阴病，一身手足尽热，以热在膀胱，必便血此是脏移热于腑，言便血，指小便言。[批]寒病伤阳，水克火也，来时先犯君火。温病伤阴，火克金也，来时先犯手太阴肺金。伤寒温热初受之始在上焦，传入中下焦者，皆治之不得法而变症也。夫热在膀胱而仍称少阴病，是知膀胱属腰以下之阴，得为少阴之腑，不得为六经之太阳少阴热郁，移于膀胱，膀胱经热盛，一身尽热也，故不称太阳病。又太阳不解，热结膀胱此太阳经热盛，移热于膀胱太阳之腑，其人如狂膀胱多气多血，热盛则血凝而上干心包，故神如狂；血得热而行，故能下则邪从血出。此桃仁承气症也，与阳明大小承气下法去邪同例。以太阳随经，瘀热在里，热在下焦，下血乃愈此乃仲景抵当汤症也。小便不利者，无血也。小便自利，其人如狂者，血病谛也。漱水不欲咽之症，唇口干燥，少腹硬亦有血。[批]少阴热在膀胱，必便血，是脏

---

① 第：只是。

② 于：《余注》作"与"。于，犹"与"。《汉书·韦贤传》："我徒我环，筑室于墙。"

移热于腑，里传于表也，轻则猪苓汤，重则黄连阿胶汤。太阳热结膀胱便血，经移热于腑，表传里也，轻则桃仁承气，重则抵当汤也。此二症大有分别。

　　盖太阳位最高，故太阳病以头痛、项强为提纲太阳脉走头项，寒邪居表，阳气闭郁则痛。《经》云寒伤形则痛。此云热结在下焦，是太阳阳邪下陷之变症也少阴君火与寒水为表里，太阳寒邪失表，化热入里。其云随经在里，是知膀胱属在下焦，为太阳之根底膀胱为太阳之腑，而非主表之太阳；为太阳之经隧仲景言太阳病，寒中太阳之经，而非太阳之都会心为离火，照于当空，阳气盛大，谓太阳都会；为太阳主血之里，非为诸阳主气之太阳也。明矣六腑主气，足太阳膀胱、手太阳小肠主腑，其络在表，虽主气分，而不能御寒外出，若无内阳外敌，寒邪难退。

　　且伤寒最多心病，以心当太阳之位也。心为君主，寒为贼邪，君火不足，寒气①得以伤之心为一身太阳之真阳，一切神明运用赖此。真阳一虚，寒气易袭，形寒伤外，饮寒伤内。今人惟知形寒为外伤寒，而不知饮冷为内伤寒。外寒中表，内寒中脏，所以名为太阳病。[批]心主一身之阳，误汗动阳，故多见心病。阳虚之人，易于伤寒，火不足也。阴虚之人，易于伤热，水不足也。今伤寒家反以太阳寒水之经《经》云：邪气之中于面则下阳明，中于项则下太阳，中于颊则下少阳。寒邪所中始于太阳之经，[批]仲景本文有太阳中风、阳明中风、少阳中风等词，皆邪之直中其经，三阴亦然。是拘于膀胱为水府，因有以寒召寒之说寒邪伤表，阳气闭郁。《经》云：邪中于阳，溜于经。在太阳之表，故恶寒、项背几几，未入于内。仲景伤寒中，则有太阳病、阳明病，并无足太阳膀胱病等文。所谓传足不传手者，皆后人臆说耳，本非仲景本意，而不审寒邪犯心，水来克火之义

----

① 气：《论翼》作"邪"。

矣《内经》全部以阴阳为本，皆阐阴阳之奥，寒邪盛则真阳夺。夫人伤于寒，热虽盛不死者，[批] 伤寒先伤阳，有阳则生，无阳则死，故热虽盛不死也。以寒之所在，是邪之所留，热之所在，是心之所主也寒之邪留于经，内有真阳外发，而御寒邪。若内伤寒，阴邪上犯于心，心阳被寒邪淹没，厥冷则不能回阳，必死，此乃寒邪直中，不在太阳经例。又云太阳为先天之巨阳，外统营卫而主肌肉，内行脏腑而主心属火，乃一身之主宰，行于周身。凡风寒外感，必恶寒发热，表邪外束，则火郁不能流畅。表邪束于外则恶寒，心火郁于内则发热。若以膀胱为太阳，则恶寒，虽有表邪，其周身之热，从何而致耶。如初服桂枝而反烦，解半日①而复烦，大青龙之烦躁，小青龙之水气，十枣、泻心之心下痞硬，白虎、五苓之燥渴心烦，皆心病也。[批] 此等皆太阳失汗者为多，寒结热郁水停也。伤寒邪从外束，表从内达，上焦之阳吸下焦之阴液而化汗，下焦水升，上焦阳气不足，不得化汗从皮毛而出，水气、寒热夹而上扰于心肺之间，乃太阳失治症也。若妄治后治不得法，后皆变症，叉手冒心，恍惚心乱，心下逆满，往往关心，是心病为太阳本病也皆是水气、寒热之邪，犯于上焦。[批] 此等皆太阳误汗变症。然心为一身之主，六经皆能病及心为君主之官，故阳明有愦愦、怵惕、懊侬等症，少阳有烦悸、支结等症，太阴之暴烦，少阴之心中温温欲吐，厥阴之气上撞心、心中疼热，皆心病也膻中者，臣使之官，心肺主之，心为君主，肺为百脉之宗，六经之邪上感，故先见心病。[批] 阳明、少阳两条误治之变，太阴、少阴、厥阴是阳虚入阴之本症。何前辈反②有伤足不伤手之说。夫心主营，肺主卫，风寒来伤营卫，即是手经始仲景书只有太阳病、阳明病、厥阴、少阴、太阴病、合病、并

① 日:《论翼》此下有"许"字，义胜。
② 反:《论翼》无。

病等，本无手经足经之分。**且大肠接胃，俱称阳明**手阳明大肠、足阳明胃。阳明病，本不分手足。吾师曰：早下则肠虚胃实，致成痞满、结胸。因手阳明大肠未成燥矢①。胃于肠更实更虚，所以阳明在里之方，各有其用。如泻心、陷胸、调胃承气等，足阳明方也；桃核承气、抵当、小承气等方，手太阳、足太阳方也；大承气、苦瓜根、猪胆汁、蜜煎等，手阳明方也。仲景下法俱有轻重高下，有形无形，丝毫分寸不能逾。今人不问胃实肠虚，肠实胃虚，恣胆硝、黄，咸苦直下，毫无章程，皆仲景之罪人耳，**小肠通膀胱，俱称太阳，伤则俱伤，何分手足**小肠，手太阳脉，从手至腹，上面至目眦，其支抵鼻至目内眦。足太阳脉，起于目内眦，上额交巅，直行脊两傍②，抵足小指。显然手足太阳，一终于目内眦，一起于目内眦，二脉相通，如环无端。手太阳为病，有不可回顾，肩似拔，臑似折③。足太阳为病，有头痛似脱④，项似拔，脊痛，髀不可转折，头项强痛。二太阳病亦相仿。古人本无足手之分。**如大便硬是大肠病**手阳明病，**岂专指胃言肠已实，胃已虚；小便不利是小肠病，岂独指膀胱**《难经》小肠为赤肠，主泌别清浊，水液入膀胱，渣滓入大肠。《脉经》曰溺血属小肠膀胱病。小便赤涩，前辈有导赤散，通小肠手太阳。少腹满而气癃，有五苓益元散、葵子汤，通膀胱足太阳。**且汗为心之液，如汗多亡阳，岂独亡坎中之阳而不涉膻**⑤**中之阳耶**心主血，肾主液，心为君火，离照也。肾藏相火，龙雷也。相火代君火用事，

---

① 矢：通"屎"。《左传·文公十八年》："（惠伯）弗听，乃入，杀而埋之马矢之中。"

② 傍（páng 旁）：旁边。

③ 不可回顾肩似拔臑似折：见《灵枢经·经脉》。意为头项难以转侧回顾，肩痛如拔，臂痛如折。

④ 头痛似脱：《灵枢经·经脉》作"冲头痛，目似脱"。意为气上冲而头痛，眼球疼痛像脱出似的。

⑤ 膻：《论翼》作"离"。

地气上腾，天气降雨。汗为心液，赖肾资助，汗出过多，肾液内竭，阳随阴脱，如釜底火尽，釜中亦冷。坎中阴阳升极于上而尽，膻中之气液，断难独存矣。**因不明仲景之六经，故有传经之妄耳**坎中属肾，位列于下焦，其阳乃肾中之真阳。膻中之阳，中宗之气，故名曰气海。如鼎之炎，如烛之光，如天之日，皆借下焦之助。名曰气海，在两乳之间，故喜乐之所出。所以坎中之阳亡，膻中之阳亦亡矣。伤寒三阳之脉，皆从头至足，其脉最长。三焦俱有表里之分，所以化火、化燥、化寒、化风、化热、化湿。六经之辨，不必拘于传经。[批] 坎中之阳如炉中之炭，膻中之阳是火之热气耳。

人皆知太阳经络行于背，而不知背为太阳之所主背为阳，寒邪所侵先伤阳。竟①言太阳主营卫，而不究营卫之所自卫为卫外之阳气，营为养内之血气。寒伤于卫，阳气闭郁则恶寒；寒伤于营，血气凝塞则身痛。所以身痛、恶寒、头痛、项强为伤寒之始，在经表、在营卫、在表。只知太阳主表经络主表，而不知太阳实根于里脏腑主里。知膀胱是太阳之里膀胱是太阳之腑，表中之里也，而不知心肺为太阳之里心少阴，太阳之脏，里中之里也。心肺主一身之营卫，心肺是营卫之里也。因不明《内经》之阴阳，所以不知太阳之地面耳。[批] 能明得《内经》阴阳变化，六经之病一目了然。吾师曰：伤寒者，太阳寒水之气也。风热者，厥阴风木、少阳相火之气也。热病、湿病者，少阴君火、太阴湿土之气也。燥病者，阳明燥金之气也。六气之中，人各随六经所化。真阳不足，易病伤寒；真阴不足，易病温热。寒体受热，亦能化寒；热体受寒，亦能化热。所以深冬之伤寒用大青龙、白虎、承气、黄连、泻心等汤，皆伤寒之化热也；夏秋之暑湿霍乱，四逆、理中、白通、五苓等，皆温病之化寒

① 竟：通"竟"。竟然。《文选·宦者传论》："虽时有忠公，而竟见排斥。"

卷
一

一
二

也。若能认定直中、传经、误治变症、阴阳虚实，见症施治，效若鼓桴。六经之病，一见而知，不必拘于太阳一经也。

《内经》背为阳足三阳之脉皆行头项及背至足，腹为阴足三阴之脉从足走腹。[批] 足三阳之脉，从头背走足，足三阴之脉，从足走腹。五脏以心肺为阳心为离火，肺为乾金，天象也，在上焦属阳，而属于背诸阳之俞皆在背，故仲景以胸中心下属三阳上焦如雾，其形象天，神明变化，清气所发；肝脾肾为阴，而属于腹诸阴之募皆在腹，故仲景以腹中之症属三阴肝脾肾三阴之脉从足走腹。下焦如渎，水液藏之，其形似海，故属阴。此阴阳内外相输之义也汗从阳化，心之出也。阴津为质①，肾之济也。[批] 前皆太阳伤寒总论。此节开太阳伤寒之治法。

营卫行于表，而发源于心肺心主营，营行脉中。肺主卫，卫行脉外，故太阳病则营卫病，营卫病则心肺病矣《人镜经》曰：五脏俱等，心肺独在膈上者，何也？然心者血，肺者气，血为营，气为卫，相随上下，谓之营卫，通行筋络，荣周于身，故营卫病心肺亦病矣。心病则恶寒水来克火，阳气屈伏，如云蔽日，故寒，肺病则发热火来克金，阳气蒸郁，欲作汗。心病则烦阳气外发亦烦，阳气内陷亦烦，出表入里，两途当认清切，肺病则喘肺为化水之上源，膀胱为化水下渎，三焦为决渎之官，水道出焉。下焦之水液上升作汗，卫气不通，不得化汗出表，水蓄于肺，则喘。细读麻黄、青龙等，自然晓畅，与虚喘不同。桂枝疗寒，芍药止烦，麻黄散热，杏仁定喘。[批] 麻、桂二方。所以和营者，正所以宁心也心主营，营脉和，心阳亦敛；所以调卫者，正所以保肺也肺主卫，卫气通，肺气亦舒。麻、桂二方，便是调和内外、表里两解之剂矣仲圣伤寒六

---

① 质：《余注》作"资"，义胜。

经，太阳为首，寒水之邪外受，伤及营卫，桂枝和营，麻黄调卫，亦为一百十三方之冠。所以桂枝加减立十九方，不但伤寒，一切调理，能玲珑施用，皆能得心应手。将小建中汤、救逆汤、桂枝甘草、桂枝龙骨牡蛎等中思之，自知桂枝之妙。即麻黄加减立六方，二青龙、麻黄附子细辛、麻黄附子甘草等，俱有层次，不但伤寒表里，能化裁施用，杂病中无不应手。

如大青龙用石膏以治烦躁邪深热郁，麻、桂之变法也，桂枝、麻黄、越婢三方去芍药，小青龙用五味、干姜以除咳嗽发汗未能透表，寒水之气停蓄肺胃之间，故喘嗽。病属于里，有形之疾，麻、桂又一变法也，[批] 大、小青龙二方。皆于表剂中即兼治里仲圣之方虽兼治里，然杂病调理，非此难效。吾师曰：四大家得仲圣一偏之见，俱能名世。张子和汗吐下三法，得①仲圣麻、桂、柴、葛、瓜蒂、栀豉、承气等悟出。东垣之讲脾胃，温中升阳，得仲圣建中、理中、人参、四逆等汤悟出。河间之治火，利水清热，得仲圣白虎、竹叶石膏、大黄黄连泻心等悟出。丹溪之补阴配阳，得仲圣之复脉、猪肤粉蜜、黄连阿胶等悟出。四家虽宗正派，仲圣德配四时，汗、吐、下、温、清、补治病之法俱备，故曰医圣，而曰全书，四家得其偏，尚未尽得其精髓，所以后之欲登仲圣堂奥者，不易矣。后人妄谓仲景方治表而不及里，曷②不于药性中一思之耶仲圣一百十三方，用《神农本草》九十一种，入《伤寒论》中，辅相裁成，有合六经之大纲者，有合六经之一目者。盖神农百病兼收，而仲圣则由六经以例百病。所以上古《本经》取裁九十一种，用之不尽，万世而后，星日炳然，圣之又圣者矣。余每以伤寒方治③调理杂病中，悟会到④黄连汤

---

① 得：《余注》作"从"，义胜。以下3个"得"字同。
② 曷（hé 和）：何。
③ 治：《余注》作"用之"，义胜。
④ 悟会到：《余注》作"如以"，义胜。

治关格呕吐，真武汤治肾虚痰升气喘，乌梅丸治肝厥久痢呕逆，桂枝加龙骨牡蛎治久疟寒热往来、盗汗自汗，白虎、竹叶石膏、猪苓汤等而①治三消，猪肤汤治久咳音喑②下痢，黄连阿胶汤治风热下痢便血，五苓散治湿疝脚气，炙甘草汤治肺痿秋燥，附子理中汤治大便阴结，理中汤治中虚单腹③，代赭旋覆汤治噫噎，以此类推，将《金匮》并参，《伤寒》方即调理杂病之方也。仲圣经方如神龙变化出没，得其寸鳞片甲亦难，若能融会贯通，何病不治。若言伤寒方治表而不及里，不但未究药性，亦未识仲圣之方。今时治病，专以④发表、消导、克伐攻下，杂凑一方乱投，毫无章法，另有别派所传，余不敢质辞矣。

太阳主表，为心君之藩篱太阳经络言之，犹京师之有边关也。风寒初感，先入太阳之外界，惟以得汗为急务如暴寇犯边，先击散其众，自汗而解，犹边关之有备也太阳阳气充足。必发汗而解服药即效，是君主之令行也阳能却寒，正能胜邪，如寇即退。[批]伤寒首犯太阳，表分若失汗，如着棋第一子已错，一入于里，手忙脚乱，满盘皆错矣。若发汗而汗不出，与发汗而仍不解真阳虚不能敌寒，正不胜邪，如寇有痼结之势，君主之令不行也。夫汗为心液从上焦气化，本水之气汗出赖水之质⑤助。火到坎户，水至离扃⑥，方能作汗，在伤寒为天时寒水之气冬令在天为寒，在地为水，寒气袭表，三焦水气内停，治以辛温解寒，麻桂等法，在人身为皮肤寒湿

---

① 而：《余注》无，义胜。
② 喑（yīn音）：哑。
③ 单腹：即单腹胀，指四肢不肿而腹大如鼓的病证。即鼓胀。《景岳全书·杂证谟·气分诸胀论治篇》："单腹胀者，名为鼓胀……肢体无恙，胀惟在腹，故又名单腹胀。此实脾胃病也。"
④ 专以：《余注》作"往往"。
⑤ 质：《余注》作"资"，义胜。
⑥ 扃（jiōng坰）：本指从外关闭门户的门闩。引申指门。

之气寒束于表，水气渍于肌肉之中，仲景所云湿痹、湿温之类，五苓散、真武汤、茯苓甘草汤、桂枝去桂加茯苓白术汤等法中求之，在发汗为君主阳和之气。君火之阳内发，寒水之邪外散矣太阳一出，离照当空，阴霾之气皆散，故治太阳伤寒以发汗为第一义寒伤于表，发表不远热也，急宜温散解寒。[批]发汗是治太阳伤寒第一着。

若君火不足真阳也，则肾液输①于心下者，不能入心为汗阴液上腾，无阳化汗，又不能下输膀胱膀胱少阳，气不能化，所以心下有水气也水饮蓄于心下，故利水是治太阳伤寒之第二义膀胱脉最长，主一身之表，膀胱一通，周身阳气皆舒。[批]利水是治太阳伤寒第二着。

若君火太盛，有烦躁消渴等症，恐不戢②自焚，故清火是太阳伤寒之反治法寒郁化火不能外达，故太阳先设大青龙，石膏清之。[批]清火是治太阳伤寒反治法。

若君火衰微，不足以自守，风寒内侵于脏腑，必扶阳以御之或内伤冷食冷饮，或邪入阴经，或直中三阴，俱属阳微。太阳症，脉沉细者，急当救里，宜四逆辈中求之，故温补是太阳伤寒之从治法。[批]温补是治太阳伤寒之从治法。

如③他救弊诸法，种种不同表未解，医反下之；太阳重发汗，反下之；病在阳，应汗解之，反以冷水噀④之等类，汗后重汗，不当下误下，不当补而误补，以此类推，皆误治之弊，而大法不外乎此矣大法者，正治法也，非救误之法也。

发汗利水，是治太阳两大法门。发汗分形层之次第，利水

---

① 输：原作"舒"，据《论翼》改。
② 戢（jí 急）：原作"炽"，据《余注》《论翼》改。戢，止息。
③ 如：《论翼》作"其"，义胜。
④ 噀（xùn 训）：含在口中而喷出。

定三焦之高下仲圣治太阳伤寒全神只此两句，皆所以化太阳之气也。发汗有五法即形层次第：麻黄汤汗在皮肤，散外感之寒气调和卫气，卫气行于皮肤肉分之间；桂枝汤汗在经络，疏通血脉之精气调和荣气，营行脉中；葛根汤汗在肌肉，升提津液之清气表实里虚，风寒袭于筋络，取葛根之存津液，养筋熄风，或自下利，而化汗发腠理，提邪出表；大青龙汗在胸中，是解散内扰之阳气此合桂枝、麻黄、越婢三方为一方，而无芍药。寒束于表，热化于里，身疼痛，汗不出而烦躁。此汤清里热而解表寒，表里俱实者可用，须邪深热郁，误用恐汗多亡阳；小青龙汗在心下，是驱逐内蓄之水气水气上升，阳微不能化汗，停蓄心下，干呕而咳。此方用干姜、辛、桂治内郁之寒，大青龙用石膏治内郁之热。小青龙加减有五法，细细考之。[批] 发汗有五法。

其治水有三法：干呕而咳，水入即吐，是水气在上焦，在上者汗而发之，小青龙、五苓散是也用小青龙，水郁于上，温以散水，酸苦以安肺，培其化源也。用五苓散，水蓄而不行，故大利其水，微发其汗，水郁折之也；心下痞硬，硬满而痛，是水气在中焦，中满者泻之于内，用十枣汤、大陷胸①是也水邪留结于中②，三焦之气拒格不通，水势泛滥，滔天莫御矣，十枣汤利水之锐剂，直折之。表邪未透而反下之，水邪入于胃中，不得为汗之水气，结而不散，此水因气结，水结心胸，热结肠胃，用大陷胸，开胸中水结，攻肠胃之热；热入膀胱，小便不利，是水在下焦，在下者，引而竭之，桂枝去桂加茯苓白术汤是也膀胱为州都之官，津液藏焉，气化而后能出。妄汗妄下后之症，表邪未达，热入膀胱，经热入腑，膀胱热甚，水蓄如癃矣。故桂枝汤去桂，恐膀胱更增其热，加茯苓之利水

---

① 胸：原无，据《余注》《论翼》补。
② 于中：《余注》作"于胸中"，义胜。

泄热，佐白术崇土制水，莫使上泛，助五脏之津液。膀胱之气转舒，借芍、草之酸甘化阴，生姜之横散，其热亦可从表汗出溱溱而解也。吾师曰：膀胱脉最长，主一身之表，开膀胱即是通阳，膀胱之阳气宣通，太阳之表邪亦解矣。少阴篇曰太阳之水属上焦，小青龙汗而发之，上焦阳水当从外散也；少阴之水属下焦，真武汤温而利之，下焦阴水当从内泄也。此条于真武、五苓有异。[批] 治水有三法。

太阳之根，即是少阴少阴为太阳之里。紧则为寒，本少阴脉，太阳病脉紧者，必无汗。此虽太阳能卫外而为固，令汗不出，亦赖少阴能藏精而为守阳为阴之使，阴为阳之守，故不得有汗也。[批] 脉紧者要在有汗无汗处分别。人但知其为表实，而不知其里亦实，故可用麻黄汤而无患表里俱实，发汗不妨。若脉阴阳俱紧，而反汗出者汗出阳气发越，脉当浮滑而数，如汗出脉反沉弱而涩而迟，正虚邪陷，阳消阴长，阴不守内，阳越于外矣，是阳不固而阴不守，虽亡阳而阴不独存矣此阴阳两脱之症，急当救里，须从芍药甘草附子汤、桂枝去芍药生姜新加人参汤、桂枝去芍加蜀漆龙骨牡蛎救逆汤、桂枝甘草龙骨牡蛎汤、附子汤、四逆汤、白通汤加人尿或猪胆汤等法，细细推求，酌其轻重。治之得法，犹可挽回，一有差错，祸不旋踵矣。[批] 虽阴阳两脱，看其虚实轻重而治之。况长夏大气越泄，暑湿之中，三阴症最多，皆多食生冷之内伤寒也。曰此属少阴者，是指太阳转属少阴，而非少阴本症是太阳误治变症、坏症。

太阳阳虚不能主外卫气虚不能捍外，内伤真阴之气，便露出少阴之底板发热有汗，脉沉紧等。少阴阴虚不能主内营气虚不能守内，外伤太阳之气，便①假借太阳之面目里寒外热，面赤目红，戴阳假渴，欲饮冷水，烦躁等。所以太阳病而脉反沉表症见里脉，不问有表无表，扶阳为急，用四逆汤以急救其里病发热头痛，脉反

---

① 便：原无，据《论翼》补。

沉，若不瘥，身体疼痛，其症未离太阳，当救其里，宜四逆汤；**少阴病少阴本病，而表反热**少阴病，始得之，反发热，脉沉者，麻黄附子细辛汤主之。少阴脉沉，急宜温经，然兼发热，太阳之邪未尽，急用麻黄，犹可引之外达，**用麻辛以微解其表。此表里①相应之机也。**［批］治伤寒真假，此等处即是大关键，然细心体察，有脉息浮沉，有汗之冷热，有渴能饮不能饮，可辨究属不难。若将热深脉伏误之，殆矣。此处审辨最难，太阳发热脉沉，似少阴格局；少阴发热脉沉，似太阳格局。一急救其里，一微解其表，在假借两字上细详斟酌，或在日之近远上分别之。［批］此等处如作诗作文，众人皆想得到、想不到之处。

　　伤寒一日，太阳受之，即见躁烦，是阳气外发之机化热外出之象。**六七日**病已有六七日，乃阴阳自和之际伤寒六七日，无大热，其人当脉静身凉而思食，反躁者，此乃阳入阴故也，里气已虚，**反见躁烦，是阳邪内陷之兆**六七日，表邪欲尽，反见躁烦，里虚邪陷矣。**所云"阳去入阴"者，指阳邪下膈言，非专指阴经也**阳邪下膈，传入脏腑，渐离太阳经络。**或入太阳之腑而热结膀胱**小肠为心之腑，手少阴之表，手太阳也。膀胱为肾之腑，足少阴之表，足太阳也。小肠泌别清浊，热壅于阑门，少腹急结，蓄血症也。小肠于心为表里，其热上干心胞，见烦躁如狂矣，急宜桃核承气汤、抵当汤等下之。小肠壅盛，热入膀胱，蓄血，或小便不利，或小便反利，膀胱见症，亦宜下热去邪，亦从桃核承气、抵当等法。此乃太阳经传于腑，尚未出太阳症也，　［批］柯氏云：茎有三窍，血出肝窍，溺出膀胱，精出肾窍。余以少阴症可言之，太阳症不能归于肝，热伤阴络，血热沸腾所致。柯氏谓心是太阳，此处显然太阳经移于腑，膀胱从表传里也。小肠于心为表里，手太阳腑，故热结于下而能上干心胞，其人如狂。少阴亦有热入膀胱，必便血，此足少阴脏传于腑，并无其人如狂之词，用黄连阿胶、猪苓汤

---

　　①　表里：《论翼》作"表里雌雄"。

专于泄热存阴，所以手太阳小肠蓄血，心移热于腑，而能上干心胞。发狂者，心为太阳，未尝无因也。**或入阳明之腑而胃中干燥**足阳明胃为燥土，赖足太阴脾湿土输津以润之。手阳明大肠为燥金，赖手太阴肺柔金布津以润之。热入阳明，阴津输布不足供其燥烁。若初入阳明，急宜白虎等清热，救其胃液，勿使其坚燥而实。若阳明已实，燥屎已成，病入手阳明矣，急宜承气之类，轻重斟酌下之，泻热存津，不致熇熇①而死。仲圣一百十三方，俱存阴为多②，今人动手香燥，未病先伤阴耗正，汗之无液，下之无津，热愈深，液愈竭，急则变为痉厥，缓则变成虚劳，**或入少阳之腑而胁下满硬**少阳之脉部位胸胁，热郁少阳，故胁下痞硬善呕，**或入太阴，暴烦下利**暴烦是里阳陡发，下利是脾脏有寒，不能与胃行其津液，故下利，病入太阴本脏矣，**或入少阴而口舌干燥**少阴之脉，绕喉咙，系舌本，此乃少阴阴火上燔，**或入于厥阴而心中疼热**太阴为阴中至阴，气陷则利。厥阴为阴中之阳，气升则呕，心中疼热，与相火为表里所化也，**皆入阴之谓**仲圣以心胸之病③属之阳，腹中之病属之阴，皆④由上焦胸胁入腹，由经入腑，由腑入脏，皆阳入阴，表入里也。**后人惑于传经之谬**后人每拘于一日太阳，二日阳明，三日少阳，四日太阴，五日少阴，六日厥阴，七日为三阳三阴一周，为一候，三阳三阴复传十四日为两候。[批] 仲圣本无传经之谓，皆误治失治陷入也。此等皆耳食之学，岂有六日之中六经之病皆见者。《内经》所言一日至六日，得病六经之形象⑤，不使后学执而不化。此等俗言，终身不能摆脱矣。余每见阳虚

---

① 熇（hè 贺）熇：炽热貌。
② 仲圣一百十三方俱存阴为多：《余注》作"故仲圣立方，阳邪入腑之症，俱必以存阴为急"。
③ 病：原作"上"，据《余注》改。
④ 皆：《余注》作"凡"，义胜。
⑤ 得病六经之形象：《余注》作"为六经得病之形象"，义胜。

卷
一

一
九

之人，病始一日，即从寒化而入阴经；阴虚之人，即从火化，数日仍在阳经。或数日而守一经，或一到阳经即化寒而入阴经，皆关乎人之体质虚实寒热也，**因不知有入阴转属等义**太阳为六经首领，寒邪初中太阳之表，不能飞越太阳，治之得法，仍从太阳而解，所以六经之病，亦不能离太阳。如太阳本症，用麻、桂，是太阳表剂。如葛根症，太阳于阳明合病。柴胡桂枝症，太阳于少阳合病。太阴中风用桂枝汤，厥阴病用当归四逆汤，内中仍不离桂枝汤全方，少阴病用麻黄附子细辛汤。如此看来，三阴皆于太阳合病，六经之邪皆从太阳而入，皆误治、失治，与虚实寒热阴阳，变症入阴参半耳。[批] 入阴转属等义，可谓治伤寒者超以象外，得其寰中，结出后文各经病情，初学之士，读之一目了然矣。

《内经》一日太阳，二日阳明，至六日传至厥阴。张韶令曰：伤寒六气相传，正传非邪传。然无病之人正传，不知何日始于厥阴，终于太阳。若云伤寒以日数计，今病人得病之始而不治，而病甚而治之，有病之人不知病于何日。若从太阳病象言之，然头痛、项强、身痛、恶寒、无汗，已有数日矣，病人当不知得病之日，医家岂知得病之始。若从得病之日，即从太阳逆传，余莫知其然。究竟微茫难辨，不若遵仲景六经病象，见症是何经病，从何经治之，方为准谛。圣人之书，虽不可废，孟子曰：尽信书不若无书。

卷　　二

阳明病解第二

按阳明提纲，以里症为主胃家实。虽有表证见发热表症之象，仲景意不在表，为有诸中病实根于胃，而形诸外也。或兼经病，仲景意不在经为表，在经而根于胃也阳明之表，初得之二日，恶寒发热，太阳之表未尽，与太阳同，二日，便不恶寒，反恶热。仲景曰：伤寒三日，阳明脉大。要知阳明伤寒，只在一日二日，即寒去而热生。三日见阳明之大脉，则全无寒气，便是阳明之病热，而非复前日①伤寒之始，虽由于伤寒，今不得再称伤寒，以伤寒之剂治之矣。[批] 阳明即热病，不得再称伤寒，若以麻、桂治之，不异负薪救火。夫阳明之症，以里症为重，故提纲独以胃实为主，而不特发热恶寒之表症也。太阴阳明，同处中州足太阴之脉，由足入腹，属脾络胃，上膈。足阳明之脉，其支入缺盆，下膈，属胃络脾。太阴脉由下而上，主升清，输津于胃。阳明脉由上而下，主降浊，化糟粕归下焦。二经之脉，联络相通，二经之病，最易转属，而太阴为开，阳明为合胃为水谷之海，脾为转运之脏，五味所入，赖二经分布。六腑以通为补，胃气一实，如冲繁要道阻塞不通，胃气不能输②展，脾气不能输津。胃实则热聚而更燥，腑气不能流行，仲景故以里症为重，里不和，即是阳明合病矣，故阳明必以合病为主。[批] 阳明为合，太阴为开。不大便固合也，不小便亦合也。不能食，食难用饱脾不能运，初欲食热结于胃，反不能食胃中虚冷，皆合也《内经》九窍

---

①　前日：《余注》作"太阳之病"。
②　输：《余注》作"舒"，义胜。

不和，诸属胃病。［批］仲圣以阳明病能食名中风，不能食名中寒。以能食不能食别风寒，更以能食不能食审胃家虚实也。自汗盗汗，表开而里合也热闭结于里，热象现于外，所谓有诸中形诸外也。反无汗，内外皆合也阳明以津液为本，足阳明为燥土，手阳明为燥金。仲景本有禁汗、禁利小便之文，误汗误利，津液受伤，无液化汗，阳明更燥，表里更实。种种合病，或然或否，故提纲独以胃实为主。［批］"胃实"两字何等透澈。胃实不是竟指燥粪坚硬，只对下利言，下利是胃家不实矣胃阳不足，下利传入太阴。故汗出解后，胃中不和，而下利者以胃家不实故也，不称阳明病。如胃中虚而不下利者不下利便见其实，便属阳明。［批］胃实则阳明正面，胃虚则阳明反面，即太阴正面矣。两股对做法。阳明虽以胃实为提纲，然亦不宜轻下，有栀子豉汤、栀子甘草豉汤、栀子生姜汤、栀子厚朴汤、栀子檗皮汤、瓜蒂散、白虎汤、白虎加人参汤、茵陈蒿汤、三承气汤、蜜煎导法、猪胆导法。仲景汗吐下温清补之六法，一有妄施，祸不旋踵，切不①以胃实一言，而开妄下之弊。细审仲景治阳明之法，俱有轻重虚实之殊，上中下三焦之辨，何等谨慎小心，所以后条逐一辨之，与初学大有裨益。即初硬后溏，水谷不别，虽死不利者胃气不得下降，总为阳明病也。盖阳明、太阴，同为仓廪之官，而所司各别。胃司纳胃为之市，五味汇聚，故以阳明主实；脾司输脾为之使，故以太阴主利脾为湿土，脉络于胃，居中央，布津于四傍，于胃行津液。太阴脾病，津液不能四布，湿聚溢于胃则利。［批］胃家实则不利，阳明；胃家不实则利，太阴。同一胃腑②，而分治如此，是二经所由分也胃脉实则胀，虚则泄。

又按阳明为传化之腑，当更实更虚，食入胃实而肠虚，食

---

① 不：《余注》作"不可"，义胜。
② 腑：《论翼》作"病"，义胜。

下肠实而胃虚，若但实而不虚饮食阻于胃，失于传化，斯为阳明之病根矣。胃实不是阳明病，而阳明之为病，悉从胃实上得来，故以胃家实为阳明一经总纲也。然致实之由，是宜详审，有实于未病之先者或胃阳素盛，脾阴不布。或胃气阻滞，饮食失运，有实于得病之后者邪热入胃，糟粕内结，有风寒外束，热不得越而实者太阳恶寒，入腑变热，经邪不能聚，故传入腑，有妄汗吐下，重亡津液而实者津液外亡，胃中干燥，有从本经热盛而实者阳明为燥土，火必就燥，燥即热也，有他经①转属而实者胃为中土，万物所归。邪气离经入腑，故太阳、少阳俱能于②阳明为合病。[批] 笔如峭峰折天，心似春蚕抽茧。此则举其病根在胃实，而勿得以胃实即为可下之症仲景阳明条中，虽立下法，反复叮咛，不可误下，实中防虚，陷入阴经最易。此节述阳明致病之由，并非胃实，竟可妄下，故此一言包括其中，而开后条阳明各症治法。[批] 勿得以胃实为即下之症。

　　身热汗自出，不恶寒反恶热伤寒在表，恶寒无汗，其反自汗出，津液外亡，反恶热，为阳明入腑之的证，是阳明表证之提纲阳明表证提纲极清。[批] 心思细密，致病之由与见病之象合结，初学之士一见而喻矣。故胃中虚冷，亦称阳明病者身见发热有汗，不能食，若寒凉药攻其表热，必哕，因胃中虚冷故也，因其表症如此也。[批] 阳明初受表邪，先辨胃家虚实，为诊家提纲。胃阳虚者，虽见有汗、发热、不恶寒，胃寒深虑，不可即投凉药，恐作哕、下利、除中、腹满各变症互见矣。然此为内热达外之表，非中风伤寒之表太阳之表，身疼无汗、恶寒。阳明之表，发热、不恶寒、有汗，或脉反紧。此时表寒已散，故不恶寒；里热闭结，故反恶热。只因有胃家实之病根，即见

---

① 他经：《论翼》作"他经热盛"，义胜。
② 于：《余注》作"与"。于，犹"与"。

此身热自汗出之外症，不恶寒反恶热之病情。然此但言病机发见阳明病机初见，非即可下之症也外病未解，不可下，宜轻剂和之，清其里热。阳明病，不宜早下，当过经方可下之，若早下先夺其津气矣。必谵语①、烦躁、胀痛诸症兼见，才可下耳谵语烦躁，若非极实，必是极虚，临症若下，亦须谨慎，要胀痛拒按兼见，审切，方可下。[批] 诸症兼见，才可下耳。

夫太阳总纲示人以正面，阳明总纲反示人以底板，其正面与太阳之表同病有得之一日，不发热而恶寒者，恶寒将自罢，即自汗而恶热矣，此阳明病也，又当看出阳明之表与太阳不同矣。如阳明病脉迟、汗出多、微恶寒者，是阳明之桂枝症原文：阳明病，脉迟、汗出多、微恶寒者，表未解也，可发汗，桂枝汤主之。阳明病，脉浮、无汗而喘者，是阳明之麻黄症阳明本脉大、自汗，今脉浮、无汗而喘，则为麻黄症矣。[批] 二症虽属阳明，尚未离太阳。本论云病得之一日，不发热而恶寒者，即此是已。后人见太阳有此脉症，便道阳明不应有此脉症，故有尚在太阳将入阳明之说恶寒为伤寒在表之的症，恶热为阳明入腑之的症，阳明虽恶寒，不久即止，岂若太阳始终有寒哉。不知仲景书多有本条不见，而他条中发见者治伤寒不能拘于日数，见病治病。有表症，即解之，汗之；有里症，当清之，吐之，温之，下之。各得其宜，自然无讹。譬如仲景本条不见，而他条发见者，如：少阴病，自利清水，色纯青，心下必痛，口干燥者，急下之，宜大承气汤。太阳病，汗吐下伤津，溲数便硬者，宜小承气汤。太阳病三日，发汗不解，蒸蒸发热者，属胃也，宜调胃承气汤。发汗多，亡阳谵语者，此症浑似阳明承气症，下文戒以不可下，与柴胡桂枝汤和其营卫，以通津液，自愈。[批] 太阳症用承气，少阴用承气，谵语用柴胡桂枝。医如上马之将，临时却敌，岂

---

① 谵语：《论翼》此下有"潮热"二字，义胜。

能拘于成法耶。仲景见病治病，并不拘于何条，故本条不见而他条发见者，俱如此类。后人分条太清，反浑仲景之活法矣。若"始虽恶寒"，与"反无汗"等句是也。以阳明表症，本自汗出，不恶寒，故加"虽""反"字耳阳明始虽恶寒，二日自止，不比太阳寒热不止，少阳寒热往来。[批] 读仲景书，全在虚字之中着力，若一忽略，难于领会。有本经未宣，他经发见者，若太阳之头项强痛，少阳脉弦细者是也太阳、少阳的症。若头痛而项不强病非太阳，脉大而不弦细病非少阳，便是阳明之表矣。太阳行身之后，阳明行身之前，所受风寒俱在营卫之表《经》云：邪气之中于面，则下阳明。所受之邪，在阳明之表。太阳营卫有虚实，阳明营卫亦有虚实此言邪之初中于表，不必拘于太阳、阳明，先辨其荣卫虚实，解之和之。所以仲景原文：阳明病，脉浮，无汗而喘者，发汗则愈，宜麻黄汤。太阳与阳明合病，喘而胸满者不可下，宜麻黄汤主之。阳明病，脉迟，汗出多，微恶寒者，表未解也，可发汗，宜桂枝汤。病人烦热，汗出则解，又如疟状，日晡所发热者，属阳明也，脉实者，宜下之，脉虚浮者，宜发汗，下之宜承气汤，发汗宜桂枝汤。[批] 此处与前有重复，然治阳明之表里转旋处，启蒙初学之书，故不惮烦言琐屑也。**虚则桂枝，实则麻黄，是仲景治表邪之定局也。仲景之方，因症而设，非因经而设。**[批] 仲景全书则此二语，是著书本意。所以桂枝、麻黄，不但阳明表症，太阴、少阴亦有用此者。仲圣原文：太阴病，脉浮者，可发汗，宜桂枝汤。下利腹胀满，先温其里，乃攻其表，温里宜四逆汤，攻表宜桂枝汤。吐利身痛不休，和其外，宜桂枝汤。此两节属厥阴。少阴始得之，反发热，脉沉者，麻黄附子细辛汤。所以仲景之方，不能拘于何经，在表在里，见症而施，所以三阴中，表症未尽，尚用麻、桂，何况三阳病耶。**见此症，便与此方，是仲景之活法**此二语即仲景神髓。[批] 见病治病，是棋之活着；论经论方，如棋谱之呆着矣。**后人妄以方分经络**因后人以方分六经太清，反晦仲景本意，非惟阳明不敢用二方仲景此二方治表之方，六经俱有麻桂之症，即太阳亦弃之久矣后人以九味羌活、柴葛解肌、芎苏饮等，可代麻、桂之臆说。今一开温病法门，仲圣之法愈说愈远矣。然温病热病，不外乎六气，皆由《内经》、仲景脱化而出。《难经》曰伤寒有五。《内经》曰热病者，伤寒之类也。今人分之太清，言之更远矣。

阳明之表有二：有外邪初伤之表与太阳同，有内热达外之表阳明之表。[批] 初伤之表，内热之表，俱在恶寒发热上辨之。外邪之表，只在一日二日间，其症微恶寒，汗多出，或无汗而喘者是也桂枝、麻黄症。内热之表，在一二日后，其症身热，汗自出，不恶寒，反恶热是也栀子豆豉症。表因风寒外来①，故仲景亦用麻、桂二汤汗之。表因内热外达②肺胃之热，虚窒于上膈不得泄，懊恼，仲景更制栀子豉汤，因其势而吐之。后人认不出阳明表症，一二日邪尚在表，未得化热，既不敢用麻、桂失治，二三日来③，又不知用栀豉汤邪既化热，尚在上焦，不用栀豉，又属失治，不识仲景治阳明之初法，所以废弃阳明之吐法古人治病，高者越之，一吐得法，蕴热、胶痰、结气，无不出矣，胃家不致结实，今吐法已废弃，良可叹也。[批] 胸中寒痰结气，吐者用瓜蒂散。热聚胸膈，吐者用栀豉汤。栀豉清胸中之热，非专主吐也。必待热深实极热既深入结实，以白虎、承气投之，是养虎遗患也太阳初感风寒，以麻、桂二汤汗之。阳明初感，恶寒发热，与太阳同，其药亦同者，因太阳行身之后，阳明行身之前，所受风寒俱在营卫之表，一二日用麻、桂以汗之。阳明过一二日后，则寒邪尽去，即显阳明之内热，故不恶寒反恶

---

① 来：《论翼》作"束"，义胜。
② 达：《病解》《论翼》作"发"。
③ 来：《论翼》作"后"。

热，此阳明内热之表，非中风伤寒之表，便不得用麻、桂二汤，麻、桂二汤，是营卫之剂也，此时当用栀子豉汤。若胃家热甚，而渴欲饮水者，白虎汤以清之。热极而谵语，舌有胎者，用调胃承气汤和之。若病更热，而不大便七八日或十余日，先用小承气缓下之，或用大承气以下之，皆因失用栀豉故也，其症如此耳。[批] 舌有胎黄厚或裂可用承气，若白滑舌胎不能妄下。

夫六经伤寒，惟阳明最轻者，以阳明为水谷之海阳明常多气多血。《经》云：谷入于胃，脉道以通，血气乃行。又云：营气之道，内谷为宝，谷入于胃，乃传之肺，流溢于中，布散于外，精专者，行于经隧。阳明表之里，属燥金，六气俱从燥火而化，借谷气蒸腾，脉道以通，邪气亦能布散于外，其邪自解。最忌伤津液，金燥愈坚，火盛土实，为阳明病根，谷气足以胜邪气谷气胜，邪气不得复传。阳明为十二经脉之长，血气足以御寒气多气多血。阳明居两阳合明之地，阳气足以御阴气也《内经》曰阳明气血盛热，阳明气盛，身以前皆热。所以阳明气盛，可化热御寒。阳明受邪，一日恶寒，于太阳同此以太阳之表未尽传入，以阳明外症言，二日便不恶寒，反恶热恶寒病尚带表，至于腑则恶热矣。故《内经》曰二日阳明受之。以阳明之症在二日见邪中于阳明，二日见者，阳明主肌肉，故比太阳之表深一层，非谓阳明之病自太阳交也风邪中于阳明，亦要二三日见，非竟从太阳传也。仲景曰：伤寒三日，阳明脉大此正阳明脉也，太阳兼浮，少阳兼弦，大脉中亦要别太、少、合病、并病。要知阳明伤寒，只在一日二日，寒去而热生《内经》一日二日者，言传经之次第，非必日数拘也，无寒而热是正阳明症矣。三日见阳明之大脉正阳明脉矣，则全无寒气，便是阳明之病热外邪离表化热，传里入胃矣，非复前日之伤寒表寒已无，始虽由于伤寒虽起于伤寒，今入里已化热，今不得再称伤寒，以伤寒之剂治之矣寒邪化热，麻、桂无所用矣。[批] 前节言阳明初受寒邪，麻、桂必当先用。此节言阳明化热，麻、桂当禁。治病不拘何经，总要临证识见高于他人，即为好手。

至阳明之恶寒，二日自止，固与他经不同胃如冶铸之炉，煅炼各物而成糟粕，阳气盛大，为燥热之土，三阳传来之邪，无不从而化热，其恶寒微，不若太阳之甚。[批]太阳、阳明表症，表脉不同。阳明在肌肉中蒸蒸发热，但热无寒，与太阳翕翕发热、寒束于皮毛之上者不同翕翕发热，热炽于中，汗不能出。阳明自汗，亦异于太阳中风之自汗。太阳虽自汗而出之不利，有执持之意皮肤牵掣，如人执持不爽，故其状曰漐漐漐漐者，汗欲出不出，如细雨不收之状。阳明自汗，多有波澜摇动之状，故名之曰濈濈濈濈者，汗出甚速，如水疾行，流湍而出也。太阳脉浮而紧者表寒未散，热必不解阳虽内发，表实不能透汗。阳明病脉浮而紧者此紧入里之谓，必潮热潮热发作有时，阳明里症已具。太阳脉但浮者，必无汗伤寒俱有层次，太阳脉浮，邪尚在表。浮紧无汗者，伤寒也。浮而缓有汗者，中风也。伤寒宜表，中风宜和。阳明脉但浮者，必盗汗出阳明脉浮有汗，太阳之邪未已，传入阳明，肌肉腠理已开，故汗出，即太阳①阳明中风，当桂枝葛根汤和解之。二经表症表脉，不同如此也此节辨太阳阳明表症表脉。

今伤寒书以头痛分三阳，阳明之痛在额阳明之脉，行身之前，理固然也。然阳明主里，头痛非其本症阳明里症，胃实为本。《内经》曰：伤寒一日，巨阳受之。以其脉连风府风府在项后中，故头项强痛。七日太阳病衰，头痛②少愈也衰者，邪气渐衰，始终在表，未曾入里，其邪自衰耳，正气渐复。《内经》曰：八日阳明病衰，九日少阳病衰，十日太阴病衰，十一日少阴病衰，十二日厥阴

① 阳：原无，据《病解》补。
② 痛：原无，据《病解》《论翼》补。

病衰。所以邪之入于腑，入于脏，如入室升堂，深进一层，发病亦迟，病衰亦迟。所以少阴病八九日，尚有手足尽热者，七八日复热者。以此类推，不必传经，即三阴本脏受邪，发亦日迟，衰亦日迟也。二日阳明受之传入阳明肌肉，表之里也，故较太阳迟一日，其脉夹鼻络于目，故身热，目疼，鼻干金燥而干，不得卧阳明胃不和，卧不安。《内经》以头痛属太阳，不属阳明矣《内经》阳明无头痛症。仲景有阳明头痛二条：一曰：阳明病①，反无汗，而小便利，二三日，呕而咳，手足厥者，必苦头痛；若不咳不呕，手足不厥者，头不痛。此头痛在二三日，而不在得病之一日，且因于呕咳，不因于外邪也此阳明半表半里之虚症，邪中于膺，结在胸中，致咳呕而伤阳，用瓜蒂散吐之。呕咳止，厥痛自除。[批] 阳气阻过于里，阴气上升巅顶，故厥痛，吐则阳升，而厥回痛止。一曰：伤寒不大便六七日，头痛身热者，与承气汤阳明胃家已实，已有六七日，虽有头痛身热，已属阳盛阴虚，汗之动阳则死，下之热去则愈。此头痛反在太阳病衰时，而因于不大便可下之症，即《内经》云腹胀而头痛胃有燥屎，津亏火盛，下之热泄，阳潜痛止，非因于风寒也此二条属里。[批] 此症余见常熟东门李府三老太太，年已八十有六，大便十余日未更，头痛作呕，不痛不呕。余总不敢用承气，以羚羊角、钩藤、小陷胸下之，大便解后，呕痛俱止。其中风伤寒诸②条，俱③不及头痛症，则阳明头痛，又与太阳迥别矣太阳以头痛为提纲，阳明中风、伤寒俱不及头痛。太阳头痛在病之始，阳明头痛在病之将衰；阳明头痛在前巅额，太阳头痛在巅及后项，故不同。

---

① 病：原无，据《伤寒论·辨阳明病脉证并治》《病解》《论翼》补。

② 诸：原作"俱"，据《病解》《余注》《论翼》改。

③ 俱：原无，据《病解》《论翼》补。

按本论云：阳明病，脉浮而紧，咽燥口苦，腹满而喘，发热汗出，不恶寒，反恶热，身重。此处当直接"栀子豉汤主之"之句此皆阳明本症，非因误治而得者，故直接"栀子豉汤"。"若发汗"三段，因不用此方，而妄治所致，仍当栀子豉汤主之下文"发汗""烧针""早下"①"谵语""懊憹""怵惕"之三段，虽属误治所致，皆失用栀子豉汤，故仍用栀子豉汤可挽。仲景但于结句②一见，是省文法也。[批] 此节先叙栀豉汤症，恐失用栀豉变症也。后人竟认栀豉汤为汗下后救逆之剂因前用三法，未必合度，而各有现症，仲景以下有"舌上胎者"四字，是着力处。舌上有胎，胸中有物可吐，邪已结于胸中，宜此汤。请问未汗下之前，仲景何法以治之乎？要知咽燥口苦，腹满而喘，是阳明里热；发热汗出，不恶寒，反恶热，是阳明表热。因阳明之热，自内达表，则里症为重，故此条序症，以里症列表症之前，任栀子以清里热而表热亦解，用香豉以泄腹满而身重亦除阳明之热，从里达表。治病先治其里，里热清，表热自解。

后人又不能于仲景书中寻出阳明之表，而远引《内经》热病论③之"目疼、鼻干、不得卧"以当之。不得仲景阳明治表之法前辈皆拘一"表"字，知阳明热病不能用麻、桂，故有升麻葛根之误，妄引④痘症中葛根升麻汤以主之钱仲阳此汤本在痘科，不在伤寒阳明例。不知《内经》因论热病，而只发明阳明经之一端，仲景立阳明一经，是该内外症治之全法。不知目疼、鼻干热郁阳明之经，循络上行，防其作衄，阳盛阴虚，法当滋阴清火当以甘

---

① 早下：《伤寒论·辨阳明病脉证并治》作"下之"。

② 句：原作"处"，据《论翼》改。

③ 热病论：指《素问·热论》。

④ 引：《论翼》作"用"。

凉咸寒保肺胃，育阴清火，尚且不及，岂能再误投升葛之动阳耶，而反发阳明之汗发汗必升阳，若上而鼻衄阳气上升，津血内沸，阳络受伤，则血上溢，下而便难津液干燥，大便坚硬，是引贼破家矣一用温散，为害非浅。要知是①风寒之表中风、伤寒，太阳之表，则用麻、桂而治②，如是内热之表阳明之热，从内外发，即荆芥、薄荷，皆足以亡津液阳明之热，汗已自出，若再发散，重虚津液，而成胃实，在用者何如耳温病热病，本先伤阴。《温病条辨》以桂枝汤为首，即仲景阳明始受寒邪，法接以桑菊、银翘之辛凉，已不敢伤肺胃之津液。天之六气中人③，惟寒于湿二气，温燥药尚可，若风火暑三气，断不可用燥热伤津，燥气虽夹新寒，易于化热④。所以叶天士先生治温热，谆谆告诫，升柴升竭肾阴，枳朴劫伤胃汁。热病伤津，急则变为痉厥，缓则变为虚劳。不但阳明热病，即治温邪，发散温燥最当谨慎。

治阳明内热之表⑤有三法阳明之表热在里：如热在上焦者热聚在膈，用栀子豉汤吐之，上焦得通，津液得下，胃家不实矣；热在中焦者热聚于胃，用白虎汤清之，胃火得清，胃家不实矣；热陷下焦者热聚膀胱小肠之间，用猪苓汤利之阳明虽有利小便之禁，然猪苓汤用阿胶之咸润，滑石之甘润，合苓、泻之泄热，热去赖胶、石之存阴也，火从下泄，胃家不实矣此三条预防其胃实，包括其中。要知阳明之治表热，即是预治其里预治者，《内经》云不治已病而治未病，预早防其未病之地，三方皆是润剂，所以存津液而不令胃家实也。后人因循升麻葛根之谬，竟不察仲景治阳明表

---

① 是：原无，据《病解》《论翼》补。
② 治：原作"恬"，据《论翼》改。
③ 中人：原无，据《余注》补。
④ 易于化热：《余注》此下有"过燥亦在所禁"六字，义胜。
⑤ 内热之表：《论翼》作"之表热"，义胜。

症之法阳明本属燥土燥金，其气盛热，先保津液。重发汗，津液外越；利小便，津液内竭；多吐则胃津受伤；温燥则津液消烁，皆成胃实症也。所以治温热病，当时时顾着津液，发散温燥岂能恣胆。[批]此节言阳明病，急宜泄热存阴，不至胃实，若热邪固结胃实，到承气法，已手忙脚乱矣。

太阳以心胸为里伤寒中风在表，赖胸中真阳敌寒，化热外透，**故用辛甘发散之剂，助心胸之阳**膻中者，心肺居之，行一身营卫，胸中阳气宣通，营卫自和，**而开玄府之表，不得用苦寒之剂，以伤上焦之阳也**太阳表症，借胸中阳气蒸汗出表，一投苦寒，阳陷入里，表反无汗，即变呕哕、腹硬、结胸、痞满、发黄、冷汗、肢厥等，余见已多，每以半夏泻心能效，所以宜汗不宜吐胸中无物可吐，误吐反引邪入腑。**阳明以心胸为表，当用酸苦涌泄之剂，引胃脘之阳，而开胸中之表**阳明在里，邪阻胸中，吐即发表之义，不得用**温散之剂，以伤中宫之津液也**阳明热病，保津液为第一着，保得一分津液，胃家一分不实，故当吐而不当汗。**阳明当吐而反行汗、下、温针等法**汗下温针，皆伤津液，动阳，变症最易耳，**以致**①**心中愦愦、谵语**误汗阳虚、**怵惕、烦躁**误烧针，以火逼汗，阳亡惊狂之意、**懊侬**误下则胃中空虚，客气动膈**等症**因汗、下、温针三法，未能合度，故病不解，各有现症如此，**舌上胎者**②舌上有白胎，胸中有物，可用吐法，仍不出栀豉，**仍不离阳明之表**仲景仍用栀豉汤救之。[批]舌上胎者，是要诀，不可忽略。**太阳当汗而反吐**误治，便见**自汗出，不恶寒，饥不能食**太阳当表，误吐反开阳明之表，引太阳之邪入阳明之表。痰涎停结，邪热在胃，不能杀谷，故饥不能食也，

---

① 以致：原无，据《病解》《论翼》补。
② 舌上胎者：《病解》《论翼》作"舌胎"二字，并且在"等症"二字上。

朝食暮吐邪聚于胃，不欲近衣表寒未解，阳明肌肉之热内发，外虽不热，肌肉中已热甚，欲食冷食热聚于胃脘，此为太阳转属阳明之表，皆是栀子豉症太阳之邪，转属阳明，先用栀子豉汤救阳明之表，阳明热解，太阳之表自解矣。盖阳明以胃实为里，不特发热、恶热①、汗出、身重、目疼、鼻干，谓之表此在阳明经络肌肉之表，一切虚烦②虚热，如口苦、咽干、舌胎、喘满、不得卧热邪痰涎停结上膈，阳邪在上，欲泄不泄，皆阳明本证、消渴而小便不利热壅于上，消谷渴饮；热阻于下，小便不利，津液不化。肺为水之上源，胃为水谷之海，膀胱为水之下渎。用栀豉先开上焦肺胃之热，上窍通，下窍亦迎刃而解，久郁恐成斑黄，凡在胃之外者，悉属阳明之表。但除胃口之热，便解胃家之实，此栀子豉汤为阳明解表和里之圣剂也此数言，即防胃实之要言。若不先除胃外之热，失用栀豉，待热深胃实，成白虎、承气等症③，是养虎遗患。[批] 前条言之，此条再叮咛之，不可囫囵读过也。

再按伤寒脉浮，自汗出，微恶寒，是阳明表症病似桂枝症，非桂枝症也，不可温表，心烦，小便数，脚挛急显然里有热，非桂枝，是阳明里之表症，斯时用栀子豉汤吐之若桂枝误表，得之便厥，咽中干燥、吐逆者，与甘草干姜汤复其阳，厥愈足温者，与芍药甘草汤和其阴，其脚即伸。此用栀豉吐之，亦通上之阳，即和下之阴也，则胃阳得升，恶寒自罢，心烦得止，汗自不出矣汗为心液，心阳宁静，烦止则汗亦止矣；上焦得通，津液得下上窍通，下窍泄，小便自利，其脚即伸矣太阳之脉，从头至足，膀胱通太阳之

---

① 热：《论翼》作"寒"。

② 虚烦：《论翼》无。

③ 成白虎承气等症：原作"白虎承气"4字，据《余注》补"成""等症"3字。

脉，阳气亦通，其脚可伸，不必拘于甘草干姜、芍药甘草之类。如霍乱阳郁湿阻，转筋肢挛急，仲景以五苓散开太阳，亦此意也。阳明热病，虽不能用桂枝，猪苓与此症亦合法。反用桂枝攻表脉浮，微恶寒，似桂枝症，最易误治。"脚挛急"三字着眼，非桂枝症矣，所以亡阳。其咽中干，烦躁①，吐逆阳越于上，不得入阴，原文与甘草干姜汤，是栀子生姜豉②汤症栀子性能屈曲下行，降其上越之阳；生姜横散，止其吐逆。只以亡阳而厥厥势已见，急当回阳，故改用甘草干姜汤复之复其阳气。后更作厥尚未已，阳气虽复，阴气虚也，尚微有拘急，芍药甘草以和阴倘有谵语，少与调胃承气以和里以涤阳明所结余邪。因先时失用栀豉，如此挽回费力耳阳明病一失用栀豉，即失治病之次序，故挽回如此费力。若挽回不得其法，方法杂乱，治法颠倒，变症更不堪设想矣。

按仲景云，病如桂枝症，则便不得凿定为太阳中风。凡恶风恶寒，发热而汗自出者，无论太阳、阳明，中风、伤寒，皆是桂枝症矣不必拘于何经，是此症，即用此方。伤寒、中风，其邪在荣卫之间，桂枝汤取其调和荣卫也。太阳病，头项强痛太阳的症，而此云头不痛，项不强，便非太阳症。《内经》曰邪中于膺，则入阳明③。此云胸中痞硬，气上冲咽喉不得息阳明以肌肉、心胸为表，阳明之邪在心胸、肌肉，是阳明受病无疑也。虽外④象桂枝，而病在胸中，不在营卫，便不是桂枝症肌肉、胸中受邪，阳气阻塞不达，亦有恶风、恶寒、身重等症，故立瓜蒂散，

---

① 烦躁：原作"燥"，据《伤寒论·辨太阳病脉证并治上》《论翼》改。
② 豉：原无，据《论翼》补。
③ 邪中于膺则入阳明：《灵枢经·邪气脏腑病形》作"邪中于面则下阳明……其中于膺背两胁亦中其经。"柯氏《伤寒论注·瓜蒂散证》作"邪中于面，则入阳明，中于膺，亦入阳明。"膺，原作"肤"，据《论翼》改。
④ 外：《病解》《论翼》作"外症"，义胜。

所谓在上者，因而越之也寒邪结于胸中，胃阳抑而不升，痞象耳，急吐之。胃阳得升，寒邪亦散。瓜蒂散专于引吐之方，栀子治虚烦，非专引吐也。［批］瓜蒂散吐胸中寒邪，栀豉吐胃口之热邪。此条前辈每集于太阳条下。此与前条本阳明病，仲景不冠以阳明者，以不关于胃实阳明以胃家实为提纲，不关于胃实者，阳明病①在表在膈，是胃未实之先，故先开其上焦，而未见不恶寒之病情耳若见不恶寒，反恶热，不能用桂枝，本无疑义。

夫上越、中清、下夺，是治阳明三大法，［批］上越、中清、下夺是治阳明三大法。余谓腑以通为补，即此也。吐以瓜蒂、栀豉，清以白虎、竹叶石膏，下以三承气等。因阳明病在里，治法考核在里。然仲景用方，俱有层次。瓜蒂散治在最高，虚烦治以栀豉等，虚痞泻心等，结胸陷胸等，胃实承气等，病退肠实，下之则伤正，苦②瓜根、猪胆、蜜煎等，皆上越、中清、下夺。然猪苓汤亦是下法，泻心汤亦是清法。仲景之方，变化出入，正用借用，从治逆治，操纵俱在临证之人，若层次不清，方法杂乱，治伤寒者，难以③哉。发汗、利小便，是阳明两大禁。然风寒初入阳明之表，即用麻黄、桂枝发汗者，急④于除热而存津液其邪初中阳明之表，急宜解表，热散于外，使其不能化火，津液不伤，与急下之法同急下其热，亦是存阴。若脉浮烦渴，小便不利，用猪苓汤，利小便者，亦是清火而存津液热结下焦，渗热即是存阴。［批］虽发汗、利小便，仲景阳明两大禁，然发汗、利小便又是泄热存阴。若畏其伤津，失治反燥其液。治病悟到此等处最难。而又曰汗多者，不可用猪苓汤仲景此言，因顾及阳明

---

① 病：原无，据《病解》补。
② 苦：《伤寒论·辨阳明病脉证并治》作"土"。
③ 以：《余注》作"矣"，义胜。
④ 急：此上《病解》有"是"字，《论翼》有"以"字。

津液，汗多不可用猪苓汤，恐重伤津液也。要知发汗、利小便，是阳明权巧法门，非正治法也。［批］发汗、利小便，阳明权巧法；温补，阳明从治法；白虎加参，阳明凉补法。

阳明之病在实热，本①无温补法矣，而食谷欲呕者，是胃口虚寒寒饮积于胃口，故不主纳也。然胃口虽虚此等误用寒凉过度，变症亦有，胃中犹实，仍不失为阳明病，与吴茱萸汤散胃口之寒，上焦得通，津液得下，胃气因和，则温补又②阳明之从治法原文：干呕，吐涎沫，头痛者，吴茱萸汤主之。此胃中有寒饮之症，故属胃实也。又少阴吐利、厥逆、烦躁一条，吴茱萸汤主之。此胃气虚寒之症，虽属少阴，亦是阳明症也。若胃口虚热者，用白虎加参，是阳明又有凉补法也此汤总以表热已尽，留热于胃，津液干枯，故用之生津除热。若更虚羸，即用竹叶石膏汤矣。壮火食气，泻火即可生气，二方皆热病后凉补调理之法也。［批］吴茱萸汤治胃口虚寒，白虎加参治胃口虚热。此二义，又是阳明权巧法门。

按本论云：伤寒三日，三阳为尽，三阴当受邪，其人反能食而不呕三阴不受邪，此一语可概矣，此为三阴不受邪矣阳明一经，阳气甚大，受寒三日，阳气冲和，三阳表症可痊。若阴经虚寒不能支，则从阳明转入阴经矣，与《内经》直中三阴不同。盖阳明为三阴之表，故三阴皆看阳明之转旋胃阳有余，能食不呕，谷气渐充，正气渐旺，能敌寒邪，虽有余邪，不致转入三阴。［批］阳明为三阴之屏藩，又为三阴之枢机门户也。三阴之不受邪者，借胃气之蔽其外也六气俱从火化。胃气和，则能食不呕，故邪自解，而三阴不病胃阳充足。胃阳虚阳微不能化寒。此三字，三阴受病之由也，邪始得入三阴，故太阴受邪，腹满而吐，食不下；少阴受邪，欲

---

① 本：《病解》《论翼》作“宜”。

② 又：《论翼》作“又是”。

吐不吐；厥阴受邪，饥不欲食，食即吐蛔三阴俱有吐症，皆属胃阳式微。若胃阳亡，水浆不入而死伤寒以阳为主，所以热甚不死。要知三阴受邪，关系不在太阳少阳，而全在阳明太阳在表，少阳在半表半里，阳明在里，以胃实为主。胃为中宫，冲衢要道，三阴之屏藩，又三阴之出路。胃阳盛，寒邪化热外透，不传三阴矣。若已入三阴，阴于寒合，亦借胃阳转舒化热，阴经之寒亦从阳明而化热也。所以诸四逆、理中等，急助胃阳之意，三阴亦重阳明也。[批] 三阴受邪，关系不在太阳、少阳，而全在阳明。

　　阳明以太阴为里，是指牝脏①言；太阴亦以阳明为里阳明之脉，属胃络脾，是指转属言也阳明之脉，行身之前，出入气街。阳转入阴，阴转出阳，借阳明道路为转枢耳。肾为②胃之关，木者土之贼肾为胃关，阳盛则开，为消渴；阴盛则闭，为胀满。况少阴本病，欲吐不吐，饥不欲食，黄疸。肝脉挟胃络胆，肝病，土受木克，无生发之机，饥不欲食，食即吐蛔。二经之病，俱与胃有关系，故二③阴亦得以阳明为里。三阴为三阳之里，而三阴反得转属阳明为里三阴之邪，赖阳明转旋而出，故三阴皆得从阳明而下，则阳明又是三阴实邪之出路也阳明脉行气街，《内经·卫气篇》曰：胸气有街，腹气有街，头气有街，胫气有街。街犹路也，三阴在下，其邪从气街而下，亦从气街而出，故三阴之邪转旋独重阳明也，既为三阴之表以御邪，又为三阴之里以逐邪，阳明之关系三阴重矣伤寒入阴转属，所重阳明之阳气盛衰耳。[批] 太阳结笔，以阳邪下膈入阴；阳明结笔，以阳明转属入阴。此等俱是金针暗度处，读者当留意焉。

　　桂枝加芍药，太阴之下药；四逆散，厥阴之下药；大承气，少阴

---

①　牝（pìn 聘）脏：五脏中属于阴者。指脾、肺、胃三脏而言。
②　为：《病解》《论翼》作"者"。
③　二：《论翼》作"三"。

之下药。三阴之邪，假阳明道路而出也。[批] 六经之表邪俱假在太阳为出路，六经之里邪俱假阳明为出路，读者自能悟之。

卷　三

少阳病解第三

少阳处半表半里，司三焦相火之游行。[批]起笔直爽，作文老手。少阳者，手少阳三焦，如雾，如沤，如渎；足少阳胆，为清净之腑，有清汁无血，二经少血多气，游行肌肉之中，转舒津气，上下者也。仲景特揭口苦、咽干、目眩为提纲苦、干、眩，皆相火上走空窍，是取病机立法矣少阳提纲，奇而至当。夫口、咽、目三者，脏腑精气之总窍，与天地之气相通者也，[批]与天地之气相通，邪可随之而入里，亦随之而出表。不可谓之表，又不可谓之里，是表之入里，里之出表处，正所谓半表半里也表不在肌肤，里不在脏腑，故谓半表半里。三者能开能阖，开之可见，阖之不见，恰合为枢机之象阳窍开阖，少阳主之，名曰阳枢。阴窍开阖，少阴主之，名曰阴枢。苦、干、眩者，皆相火上走空窍而为病里邪出表，风寒杂症咸有之表邪入里，所以为少阳一经总纲也。[批]六气之病俱有留恋少阳。如目赤，两耳无闻，胸满而烦少阳经络，萦于头目，过耳，循于胸胁，风火上炎所致，只举得中风一症之半表半里；《内经》胸胁痛，耳聋，只举得热病一症之半表半里热病耳聋口干，是阴液内竭；伤寒耳聋口干，是相火上升。热病胁痛，少阳之热相争；伤寒①胁痛，邪正相搏胁下，故提纲不与焉热病、伤寒，耳聋、目赤、胸满、胁痛，治法各异。

---

① 伤寒：原作"少阳"，据《余注》及上下文改。

少阳之表有二：脉弦细①，头痛发热，或呕而发热者，少阳伤寒也脉细头痛与太阳相似，发热作呕与少阳有兼②。[批]少阳伤寒。耳聋目赤相火上炎，胸满而烦者少阳之位，火邪相争，少阳中风也风热中于少阳。[批]少阳中风。此少阳风寒之表，而非少阳之半表。阳明风寒之表，亦有麻黄、桂枝症阳明与太阳相近，主肌肉，多气多血，故可汗。少阳风寒之表少阳初中之表，既不得用麻黄、桂枝之汗少阳与阳明热互于半表半里，多气少血③，汗之伤津热炽，亦不得用瓜蒂、栀豉之吐法其邪不在里，无物可吐。发汗则谵语发汗益伤其津而助热，必谵语，吐下则悸而惊吐则虚其阳而悸，下则虚其阴而惊。是少阳之和解，不特半表而始宜也病至少阳，已属正虚入里之势，惟和解为先，外不伤表，内不伤里，正气不伤，可拒邪不入三阴。少阳虽汗吐下俱在所禁，然仲景④亦有柴胡桂枝干姜之表，柴胡加芒硝、大柴胡之下。少阳亦有汗下之法，纵不出和解之范围，临证操纵，亦不可被和解一法拘之，失下失汗也。少阳初感风寒，恶寒发热，与太阳同寒热并不往来回避，太阳未尽，可汗，不得为半表尚非少阳的症。惟寒热不齐，各相回避，一往一来，势若两分方是少阳的症，始得为之半表耳。[批]太阳寒热，寒时而热，热时亦寒。往来者，寒已而热，热已而寒也。

往来寒热有三义：少阳自受寒邪少阳伤寒，阳气尚少，不能发热，至五六日正当少阳发病之期，郁热内发，始得与寒气相争正少阳症也，而往来寒热一也。或太阳伤寒，过五六日太阳病至五六日，亦正传少阳之期，阳气已衰，余邪未尽病衰正虚，转属少

---

① 弦细：原作"细"，据《伤寒论·辨少阳病脉证并治》《论翼》改。

② 与少阳有兼：《余注》作"则少阳矣"。

③ 少阳与阳明热互于半表半里多气少血：《余注》作"少阳热在于半表半里"。

④ 景：原无，据《病解》《余注》补。

阳此传经病也，往来寒热二也。若①风为阳邪，少阳为风脏②东方在地为木，在天为风，一中于风，便往来寒热少阳中风，不必五六日始见三也此即风温症也。[批] 少阳相火，本经中风。风为阳邪，遇火更炽，故不必五六日矣。

太阳之身寒，在未发热时，如已发热，虽恶寒而身不再寒。阳明之身寒③，只在初得之一日至二日④，则⑤恶寒自罢，便发热而反恶热。惟少阳之寒热，有往而复来之异，寒来时便身寒恶寒，而不恶热，热来时便身热恶热，而不恶寒此节辨三阳寒热，分别清切有条。吾师庭训时，反复叮咛数十遍也，与太阳之如疟发热恶寒而不恶热、阳明之如疟潮热恶热而不恶寒者不侔⑥也太阳阳明如疟，寒热亦有起伏。少阳⑦寒热，起伏分清，来往不同也。[批] 三阳皆有寒热往来，惟各不同耳。盖少阳为嫩阳，如日初出以日言，如日初出。以年言，如春初至，寒留于半表者不遽⑧散，热出于半里者未即舒如晓霭未散，日光未盛，故见此象耳。寒为欲去之寒，热为新炽之热，寒固为虚寒寒气欲去，病势已衰，虽寒未必能如太阳之大寒战栗，而热亦非实热热欲渐来之热，正气已虚，虽热未必能如阳明大热、脉洪、气粗、渴饮，故小柴胡汤只治热而不治寒先解其渐来之热，预补其虚，不攻其实也少阳介乎二阳之间，入里出表之枢机也。邪入少阳，正气已虚。仲圣补虚不攻其

---

① 若:《论翼》作"夫"。
② 脏:《论翼》作"腑"，义胜。
③ 身寒:《论翼》作"身寒恶寒"。
④ 一日至二日:《论翼》作"二日"。
⑤ 则:《论翼》此上有"至三日"三字，义胜。
⑥ 侔（móu 谋）: 等同，齐。《说文》:"侔，齐等也。"
⑦ 少阳:《余注》此上有"惟"字，义胜。
⑧ 遽（jù 具）: 急，仓促。

实，使正可拒邪，不致入里，仍从少阳而解也。

小柴胡为半表设，而且其症皆属于里，盖表症既去其半，则病机偏向于里矣故仲景扶正托邪，不攻其实，即此也，惟往来寒热一症，尚有表邪未去，故独以柴胡一味主之少阳与太阳、阳明相为出入。少阳有一证可据，虽有他症，小柴胡可兼治矣，其他悉属用里药①。凡里症属阳者多实热三阳，属阴者多虚寒三阴。二语是譬语。然少阴亦有承气症，而少阳为半里，偏于阳，偏于热，虽有虚有实，不尽属于虚也所以少阳一症，仲圣汗、下、清、温、补，其法皆备，偏热偏寒，属虚属实，入出变化，无不神奇。后文《制方大法》中，读各柴胡法自知，不得拘于少阳，预补其虚，误之也。[批] 小柴胡加减七法，四法去人参，况有大柴胡、柴胡加芒硝，故在临证之人虚实之间斟酌耳。仲景又深以里虚为虑，故于半表未解时，便用人参以固里也仲景治病之深意，先虑正虚，少阳实症，不能拘之。

寒热往来，病情见于外。苦、喜、不欲，病情见②于内。看"苦满""喜呕""不欲饮食"等字，非真呕、真满、不能饮食也。看"往来"二字，即见有不寒热时。寒热往来寒热有停止再至，往来寒热者，寒已而热，热已而寒也，与太阳、阳明迥别，胸胁苦满胸胁少阳之位，邪正相搏于胁，是无形之表。心烦喜呕木气上逆，默默不欲饮食木邪干土，是无形之里。其或胸中烦而不呕，或渴少阳火邪，或腹中痛木克土，或胁下痞硬木气填郁，或心下悸有痰饮，小便不利或不渴，有蓄饮故也，或咳者肺有留饮，此七症，皆偏于里少阳所见之症甚多，小柴胡汤所治之症亦不一，仲圣

---

① 用里药:《论翼》作"里症药"。
② 见:《论翼》作"得"。

先将七症加减载小柴胡方末。惟微热为在表太阳未尽，皆属无形；惟胁下痞硬，为有形邪正相搏，亦属无形，皆风寒通症。惟胁下痞硬，属少阳即此与他经有别，总是气分为病，非有实热可据，故皆①从半表半里之治法此节言俱是少阳的证。

按少阳为游部，其气游行三焦，循两胁，输腠理，是先天真元之气，所以谓之正气。正气虚，不足以固腠理，邪因腠理之开不密疏豁也，得入少阳之部。少阳主胆手少阳三焦，足少阳胆，为中正之官，正气虽虚，不容邪气内犯，必与之相搏，搏而不胜，所以邪结胁下也。往来寒热，即正邪相争之象。正实邪虚②，所以休作有时；邪实正虚，所以默默不欲饮食此节申明往来寒热，默默不欲饮食，正衰邪入，脏腑相牵所致之义。仲景于表症中③用人参，此因正邪分争，正不胜邪，故用之扶元气，强主以逐寇也此节论仲圣用人参之义，立方之意可推而知矣。若外有微热，而不往来寒热太阳未尽，有微恶寒，是风寒之表未解，不可谓之半表邪留太阳，当小发汗，故小柴胡去人参加桂枝。心烦与咳，虽逆气有余，而正气未虚，不可益气，故去人参正不虚用人参，反固结其邪。如太阳汗后身痛外症未去者，而脉沉迟沉为在里，与下后不当下而下协热痢气已虚，热下陷，心下硬邪结于上，是太阳之半表半里症也。表虽不解身尚痛，里气已虚痞阻自利，脉沉迟，故参、桂兼用，是知仲景用参，皆是预保元气耳此节如太阳半表半里，即桂枝加芍药生姜新加人参汤。若兼热痢、痞硬，又在泻心、黄连等求之矣。

更有脉症不合柴胡者，仍是柴胡症。仲景本论云：伤寒五

---

① 皆：原无，据《病解》《论翼》补。
② 正实邪虚：《论翼》作“更实更虚”。
③ 中：《论翼》作“不”。

六日，头汗出，微恶寒，手足冷，心下满，口不欲食，大便硬，脉细者，此谓阳微结阳气不能在经而散，故郁不舒，非药误，即迁延所致，亦坏症之轻者，半在表半在里也以上诸症，有表有里，柴胡汤兼治表里。脉虽沉紧细即有紧象，似弦脉，不得为少阴病者。阴不得有汗此为辨症要诀，今头汗出非少阴也，故可与小柴胡汤。此条是少阳阳明并病，而脉症俱是少阴，五六日又少阴发病之期。[批]少阳咽不痛可辨。若谓阴不得有汗，则少阴亡阳，亦有反出汗者原文：少阴脉阴阳俱紧，反汗出者，亡阳也。此与少阳柴胡症相似，然少阴法当咽痛而复吐利。然亡阳与阴结，其别在大便不解①，柴胡加芒硝、大柴胡等法，亡阳则咽痛，吐利少阴亡阳汗出，虚阳不归，少阴不藏，上焦火化，咽痛呕吐；下焦阴虚，下利不止，宜八味肾气主之。此症少阴虚损中最多，仲圣原文有汗出不解，呕吐下利者，大柴胡汤主之。此条最易混入；阴结不能食，大便反硬脉必沉迟。亡阳与阳结，其别在汗。[批]亡阳与阴结，其辨在大便；亡阳与阳结，其别在汗。亡阳者，卫气不固，汗出必遍身少阴亡阳，汗出，面红，脉沉，汗出必冷，阴极似阳也；阳结者，热邪闭郁，汗止②在头也阳结汗出止在头，与少阴亡阳汗出遍体不同。阳结脉虽沉紧，汗出微温，不比少阴汗冷如水，阳症似阴。此两症，辨之最难，实辨之最易耳。阳结、阳微结之别在食。阳明阳盛，故能食而大便硬，此为纯阳结阳结能食者，但硬尔。能食，非真能食也，不过粥饮犹可入口耳。阳明热结，但硬可下，三承气中着③其轻重下之；少阳阳微，故不能食，而大便硬，此为阳微结邪在少阳，阳微则气不行，郁结不舒，若作纯阳结，用承气苦寒直下，更伤

---

① 不解：《余注》作"大便不解也"。
② 止：仅，只。《论翼》作"只"。
③ 着：《余注》作"辨"。

其阳，则结胸、下利等坏症叠出矣，故与小柴胡汤。若不大便，柴胡加芒硝汤，或大柴胡汤，得屎而解，即停服。[批] 阳结在阳明，阳微结在少阳。故欲与柴胡汤，必究其病在半表故与柴胡汤，亦要反复审详。然微恶寒阳邪未罢，亦可属少阴少阴亦有微恶寒，与三阳疑似处，但头汗出阳邪郁结，不外通于肢体，故独头汗出也。阳气郁结，不通于肢体，故脉亦沉细，阳症似阴也，始可属少阳，故反复讲明头汗之义，可与小柴胡而勿疑也病在半表半里，里症已多，徒汗无益，表邪内结，温里无益，故与小柴胡，提出其邪于表里之半。所以然者，少阳为枢，少阴亦为枢，故见症症①多相似，必于阴阳表里辨之真，而审之确，始可一剂而瘳，此少阴、少阳之疑似症，又柴胡症之变局也此节言少阴少阳疑似症。

少阳主人身之半，胁居一身之半，故胁为少阳之枢阳气转输，皆由胁转，而小柴胡为枢机之剂也。岐伯曰：中于胁，则入少阳。此指少阳自病直中少阳。然太阳之邪欲转属少阳传经入少阳，少阳之邪欲归并阳明少阳介乎二阳之间。阳明属燥土，少阳化热，热必就燥。阳明者，少阳之出路也，皆从胁转太阳之入，少阳之出，皆从胁转。伤寒四五日，身热恶风，颈项强此是太阳所同，胁下满者此则少阳所独，是太阳少阳②并病，将转属少阳之机也，以小柴胡③汤与之，所以断太阳之来路柴胡提之，参、草扶之，正盛拒邪，以免入里。如阳明之病，发潮热此似阳明，大便溏，小便自可大便溏，小便自可，里症未具，胸胁满不去者邪留少阳也，是少阳阳明并病，此转属阳明之始也，小④柴胡与之，所

---

① 症：《论翼》《余注》无此字。
② 少阳：原无，据《论翼》补。
③ 胡：原无，据《论翼》补。
④ 小：《论翼》此上有"以"字。

以开阳明之出路虽潮热而大便溏，本属少阳之邪，不得作阳明误下，故仍从小柴胡解之，或加葛根亦可。微利者，木克土也，稍加芍药。若据次第传经之说，必阳明始传少阳，则当大便硬，而不当溏非阳明确症；当曰胸胁始满，不当曰满不去矣邪留少阳无疑。又阳明病，胁下硬满，不大便此似阳明之象，或可下也而呕少阳症已具，舌上白胎者邪未结于阳明，故舌苔白，虽不大便，不可下，此要诀也，［批］舌上白胎，虽胁满不大便，亦不可妄下。此虽已属阳明，而少阳之症未罢也。盖少阳之气游行三焦，因胁下之阻隔阻隔升降转舒之气，令上焦之气化不行肺气不宣，不能化精微，津液不得布散于中外，水精不能四布，故舌上有白胎而呕邪在上焦，阻遏胃阳不升。与小柴胡转少阳之枢，则上焦气化始通，津液得下，胃家不实，而大便自输矣。身濈然而自汗解者，是上焦津液所化，故能开发腠理，熏肤，充身，泽毛，若雾露之溉，与胃中邪热熏蒸，而自汗不解者不同此是津液自输之功，非比发散攻里之汗下也。故此节申明小柴胡之功效如此，所以诸症得之，皆可转旋而愈。少阳介乎二阳之间，表太阳，里阳明，故少阳症有兼太阳，或兼阳明，小柴胡必能两顾，转旋得效，仲景所以独重此方也。

东垣云：少阳有不可汗、吐、下、利小便四禁东垣此四禁，非不可用，戒①后学勿妄施耳。然柴胡症中口不渴津液自足，稍汗不妨、身有微热者邪尚在太阳表分，去人参，加②桂枝以取汗加桂枝兼太阳之表，故去参，恐固表而汗不能透也。下后不当下误下，胸胁满病系少阳，故不出柴胡法、微结胸胁气结，痞硬，非大便结也，故用牡蛎以软坚、小便不利、渴下后下焦津液不足，故溲少而渴，

---

① 戒：原作"解"，据《余注》改。
② 加：《论翼》此上有"仍"字。

故用栝楼根以润之。津液不升，虽渴不引饮，太阳余邪不解，少阳症可用桂枝、干姜而不呕故去半夏、生姜、头汗出热郁阳越于上，阳气不达肢体，故头汗出、寒热往来者半表半里之邪未解，故仍用柴、芩也，用柴胡桂枝干姜汤汗之此即少阳汗法。[批]此一节讲桂枝柴胡干姜症用药法。下后邪陷入里胸满邪留少阳，故用柴、芩，烦惊木邪犯心，故用龙骨、牡蛎、铅丹镇之，小便不利，谵语①热邪入胃，阳明合病，故用茯苓、大黄，开阳明之合，身重者湿痹，茯苓②，柴胡龙骨牡蛎汤中用大黄、茯苓，以利二便即少阳利法。[批]此节言柴胡龙骨牡蛎之用药法。柴胡症具病已入里，已属少阳，而反下之误下，心下满而硬痛者误下引热入里，邪结上焦，正气已虚，而为结胸。下虚上实，与承气症迥别，大陷胸汤下之下法亦与承气不同。医以丸药下之，而不得利少阳不因③下，亦误下也，已而微利丸药结于下焦，反利，非其治也，胸胁满而呕虽下后少阳症仍在，日晡潮热者实热未去，小柴胡加芒硝汤下之和解少阳之邪，而下阳明之热，通因通用法也。伤寒发热，汗出不解，心中痞硬，呕吐邪仍在少阳而下利者热邪内陷；伤寒十余日，热结在里过经，里症已具，复寒热往来者少阳之邪未尽，大柴胡汤下之即少阳之下法④。是仲景于少阳经中，已备汗、下、利小⑤便法也虽云汗、下、利，不出少阳柴胡和解法。

若吐法，本为阳明初病，胸中实、不得息、不得食、不得

---

① 谵语：原作"呓语"，据《病解》《论翼》《伤寒论·辨少阳病脉证并治》改。

② 茯苓：《余注》作"故加茯苓"，义胜。

③ 因：疑为"应"字之讹。

④ 伤寒发热……少阳之下法：《病解》无此66字。《论翼》也无此段柯氏原文。

⑤ 小：原作"一"，据《论翼》改。

吐而设。少阴病①，饮食入口即吐，心下温温欲吐温温，当是嗢嗢。嗢嗢者，恶心不已，[批]少阳喜呕于少阴温温欲吐不同，最易混治，一属热阻，一属寒阻，须辨清切。复不能吐，亦是胸中实，当吐之胸中阳气被寒饮所阻，不能达于肢体，可吐之，通其阳。若水饮蓄于胸中，虽是有形，不可为实，故不可吐此少阴肾邪上逆，虚寒上犯，哕呃等情，非真呕也，不可吐，急宜四逆、吴茱萸等温之。何则少阳之喜呕，呕而发热，便见中气之虚此即不可吐之明征，但热而不实中气虚，木气上逆，与实呕不同，故用人参以调中气，上焦得通，津液得下，胃气因和再申少阳小柴胡之功效。少阳之呕与谵语不并见呕者，少阳小柴胡本症。谵语，谵语或热入血室，或汗多亡阳，与阳明胃实谵语不同，勿误作燥屎而轻下，故特摘入小柴胡条，所以呕者是少阳本症，谵语是少阳坏症误治变症。然本渴而饮水呕渴而呕，热传少阳，猪苓汤症，与但欲呕、胸中痛热邪内陷、微溏者，又非柴胡症此误吐气逆而呕，误下气陷而利。此乃少阳误治之坏症也，不可见呕疑是小柴胡症，无寒热往来可据，伤寒集于调胃承气条内，鄙见与泻心症有相似处，是呕中又当深辨也呕与谵语，俱有虚实阴阳可辨，不可见呕而作少阳，见谵语而作阳明。[批]如温病中谵语，余每见有复脉汤症者，亦误汗亡阴症也。

再按呕渴虽六经俱有之症，而少阳阳明之②病机在呕渴中分，渴则转属阳明，呕则仍在少阳。如伤寒呕多，虽有阳明症，不可攻之，因三焦之③不通，病未离少阳也呕多气已上逆，邪气偏侵上脘，未能结实于胃，或兼少阳，虽有阳明症，不可攻也。服柴胡汤已渴者少阳症，服柴胡汤后已渴者，转属阳明矣，属阳明也。

---

① 病：原无，据《伤寒论·辨少阴病脉证并治》《论翼》《病解》补。
② 之：原作"中"，据《病解》《论翼》改。
③ 之：《论翼》作"之气"，义胜。

此两火①并合，病已过少阳矣已过少阳，故服小柴胡生津之品反渴者，已属阳明，胃有实热，津液不足，和胃也，当以白虎、承气，轻重斟酌②和之，仍用小柴胡，非其治矣。夫少阳始病，便见口苦、咽干、目眩相火上炎，先以津液告竭矣仲景小柴胡颇多生津药。故少阳之病，最易转属阳明火必就燥，故易转属，所以发汗即胃实而谵语津液外竭，胃燥易实。[批] 前节言少阳汗、下、利小便有权巧法门，此节言少阳之病属火，先伤津液，戒妄汗、妄下、妄利小便，恐伤津液，易于转属阳明。故小柴胡中已具或渴之症，方中用参、甘、芩、枣，皆生津之品，以预防其渴。服之反渴，是相火炽盛故小柴胡去半夏之耗津液，加人参、栝楼根之生津液，先防其胃实，津液不足以和胃，即转属阳明之机也大③柴胡、柴胡加芒硝，亦是先泻少阳之热，预防④转属阳明也。

少阳妄下后有二变少阳误下变症，实则心下满而硬痛，为结胸，用大陷胸汤下之下后津伤里虚，热邪内陷，水食互结胸腹，与承气下燥屎不同；虚则但满而不痛，为痞，用半夏泻心汤和之实为结胸，虚则为痞，痛为实，不痛为虚。以上两条，原文具有柴胡汤症具，而以他药下之等文，皆同，惟心下满而硬痛者，大陷胸汤症也；心下满而不痛者，半夏泻心汤症也。仲景两扇文字中，一"硬"字，一"不"字，其症大相悬殊，所以读仲景之文，须一字一字，细咀其味。此两条皆少阳误下变症。此二症皆从呕变原文：伤寒五六日，呕而发热者，柴胡汤症已具，因不用柴胡，令上焦不通，津液不下耳多呕，气已上逆，不用柴胡疏通少阳，反误下，引热邪内

---

① 火：《论翼》作"阳之"。
② 酌：原无，据《余注》补。
③ 大：此上原有"所"字，据《余注》删。
④ 防：原作"保"，据《余注》改。

陷，痞满结胸，中宫阻塞，上焦不通，津液不下，失用柴胡之过。[批] 见呕而不用柴胡，反治阳明之误。

按本论云仲景少阳本论：伤寒中风，有柴胡症，但见一症便是，不必悉具者少阳于太阳、阳明相为出入。少阳一症可据，虽有他症，柴胡可兼治矣，言往来寒热，是柴胡主症少阳主症，此外兼胸胁满硬，心烦喜呕少阳兼症，及或为诸症中，凡有一症者，即是半表半里。故曰呕而发热者，小柴胡主之。因柴胡为枢机之剂，风寒不全在表，未全在里者，皆可用小柴胡，故症不必悉具小柴胡转舒出入，有一症兼见，如柴胡桂枝、柴胡芒硝二汤，俱可兼治矣，而方有加减法也小柴胡方，汗、下、利小便、温、清、补，俱有加减法也。然柴胡有疑似症，不可不审倘有少阳相似症，当细辨。[批] 辨症用药，如此清切。若能如是，真百步穿杨，无不中之症矣。如胁下满痛少阳胁下苦满，胁下满痛，水食结于胸胁，症属少阳，不在柴胡例，当在陷胸、十枣门求之，本渴而饮水呕者呕虽似少阳，渴而饮水呕者，水气夹热上升，气逆于上，当在五苓散、猪苓汤门求之，亦不在小柴胡例，柴胡不中与也。又但欲呕、胸中痛、微溏者，此非柴胡症误吐气逆，但欲呕，吐极则胸中痛，非胁痛也。微溏者，误下伤阳，是太阳误治，转属阳明，不在少阳小柴胡例，当在调胃承气门求之。[批] 此条是误吐、下极之坏症。正已伤，邪未尽，仍用承气也。如此详明，所云但见一症便是者不可拘于但见一症便是，不必悉具，妄用小柴胡汤，又当为细辨矣少阳界①于二阳之间，或并太阳，或并阳明，然以表为轻，以里为重，故少阳治法重在阳明。因火能就燥，误治则邪易内陷，所以诸柴胡之外，立诸泻心等法，亦少阳之余文耳。仲景《伤寒》一书，叮咛审详，反复细

---

① 界：《余注》作"介"。界，通"介"。清·魏源《圣武记》卷九："时蓬溪界成都、重庆之间。"

辨，若非以天下苍生为己任者，岂能到此。大匠诲人，能与人规矩，不能使人巧。然此不但规矩，尽是与人巧耳。仲景为医中之圣而又圣，即此也。柯氏亦不愧为仲圣功臣。

卷　四

太阴病解第四

按《热病论》①云夫热病者，皆伤寒之类也：太阴脉布胃中属脾络胃，相为表里，络于嗌②挟咽连舌本，故腹满、嗌干中官阳气阻滞则腹满，不得输津于上则嗌干，与脏寒腹满不同。此热伤太阴之标热伤太阴之经，其邪在表。仲景以伤寒为主，以里病为重。仲景曰太阴中风，以桂枝汤主之。后学可悟到太阴之表病矣，[批]温病热病先伤手太阴。余看仲景并无手足之分。《温病条辨》之上焦风温，即太阴之表病也；中焦寒湿霍乱，即太阴之里病也。所谓温病能为伤寒羽翼，异派同源耳。此亦二书之羽翼耳。自阳部注经之症此太阴经病，非脏病也，非太阴本病也。仲景立本病为提纲仲景著《伤寒》不重经病，故立脏病寒湿为提纲，因太阴主内太阴病重于里，故不及中风四肢烦疼之表太阴中风，风为阳邪，脾主四肢，四肢为诸阳之本，阳邪未尽，两阳相搏，四肢烦疼，中风未愈也；又为阴中至阴太阴以寒湿病为重，故不及热病嗌干之症脾主湿，仲景以寒湿为纲领，不重于太阴表之热矣。太阴为开，又阴道虚阴道虚则赖阳道回护，若阳气不实，邪陷阴脏，脏气不固，开则病矣，太阴主脾所生病，脾主湿伤于湿，脾先受之，又主输通行水谷，灌溉脏腑，为输布津液之脏。故提纲主腹满时痛，而吐利胃中寒湿，故吐利交作。《内经》

---

① 热病论：即《素问·热论》。
② 嗌（yì益）：咽喉。

太阴病，食则呕，胃脘痛，腹胀，心下急痛，溏，瘕泄①，故将本脏之病为提纲，皆是里虚不固，湿胜外溢之症也太阴主湿，脉布胃中，寒湿之邪犯胃，脘痛吐利，太阴邪从寒化，太阴之湿外溢于胃也。脾虚则胃亦虚脾胃阳虚，寒湿内阻，食不下者寒格胃口，胃不主纳也即阳明条胃口寒阻，吴茱萸症等类也。要知胃家不实，便是太阴病胃阳虚，湿溢于胃，传太阴，则化寒湿，为太阴病。[批]胃家不实便是太阴病。

脾胃同处腹中，故腹满为太阴阳明俱有之症，在阳明是热实为患，在太阴是寒湿为眚②。阳明腹满不敢轻下者，恐胃家不实胃家不实，寒药伤阳，即转太阴吐利等症，即转属太阴耳。世拘阳明传少阳之谬拘《内经》二日阳明，三日少阳等说，反昧传太阴之义胃家实即是阳明病，胃家不实即是太阴病。[批]此言太阴、阳明传病之由，是治太阴之大关键。热病腹满《内经·热病论》：太阴脉布胃中，络于嗌，故腹满而嗌干。此以阳极而阴受也，太阴经之热病，是热郁太阴之经，有嗌干可证，病在标也；寒湿腹满，是寒生至阴之脏食寒饮冷，内发亦能致此，有自利可证寒湿腹满，亦有不自利者，大便阴结，或便溏兼有之，病在本也。[批]此节言太阴表里寒热之辨。脾经有热，阴精不上输于肺手太阴经道热，津液不得上布，故嗌干脾主涎唾，廉泉属脾。脾经热，廉泉干涩，故嗌干；脾脏有寒，脾不能为胃行其津液脾受寒湿，清阳不升，不能化津，布输于外，湿溢于胃，故利，故下利。夫阳明之当下，因本病胃实当下；太阴之下症，反在③标病太阴下症，是太阳误下，邪气结

---

① 瘕泄：指痢疾。《灵枢经·经脉》："脾足太阴之脉……是主脾所生病者，舌本痛，体不能动摇，食不下，烦心，心下急痛，溏，瘕泄，水闭，黄疸。"

② 眚（shěng省）：目疾。《说文》："眚，目病生翳也。"此泛指疾病。

③ 在：《论翼》作"是"，义胜。

于太阴。可以见阴阳异位之故阳邪陷阴，阴出于阳等，又见阴从阳转之义也热陷太阴，亦假途阳明而出也。参中阴溜腑①之义邪虽中于阴，必仍归腑出，知热邪不遽入至阴，虽热在太阴之经，而实仍在阳明之胃太阳误下，寒凉凝结，邪陷太阴，伤太阴之气，臭腐秽物，仍在阳明。可知下症则②在阳明，太阴本无下法桂枝加芍药、桂枝加大黄，虽下太阴之脏，仍由腑道而出。[批]六经之邪皆假途阳明而出，不独太阴。腹满亦太阴、阳明两经之症：不大便胃家实而满痛结胸状，满痛在脘，或绕脐痛者正在燥屎之位，为实热，属阳明可下之症，陷胸、承气等法；下利胃家不实而腹满腹满已在太阴之位时痛时痛属虚可辨，为虚寒，属太阴太阳邪尚未罢，邪陷太阴，仍用桂枝汤加芍药一倍，以泻太阴气分热邪臭秽腐为患；若大实痛者，桂枝加大黄法，又兼阳明矣。[批]看里症全在此等处用心。寒湿太阴本症，湿热是伤寒所致变症也湿热是伤寒③误治所变。其机关在小便，小便不利湿热不去，湿热外见而身黄汗出热越，本不发黄。无汗，小便不利，瘀热在里，湿热熏蒸，必发黄。阳黄属阳明，湿热；阴黄属太阴，寒湿；小便自利阳气宣通，热泄，虽暴烦下利而自愈腹中阳气周护则不寒，不寒则脾家实也。因脉浮缓，肢温，小便自利，脾有阳气与邪争，故暴烦下利，不容腐秽臭久留也，[批]此太阴实症下利。即大便硬而不便胃家实，属阳明。所以然者，脾胃相连，此脾家实，则腐秽自去，而成太阴之开脾家实，脾阳盛，邪不能容于太阴。太阴阳气充足，拒邪，仍归于阳明，故暴烦下利。邪与正争，推逐而出，腐秽臭自去，三阳之邪，自此可

①　中阴溜腑：邪中于脏，由腑而出。《素问·五脏别论》："五脏者，藏精气而不泻……六腑者，传化物而不藏。"
②　则：《论翼》作"只"。
③　寒：原无，据《余注》补。

解矣。此乃脾家实下利，与理中、四逆等不同，临症以脉症参之，勿投温补自误。**若胃家实，则地道不通，而转阳明之阖矣**腑以通为补，满而不可实也。**叔和但知三阳阳明症，不知有太阴阳明症**阳明燥土，热必就燥；太阴湿土，寒必就湿。同气相求，易于转属。[批]后人善喜言叔和集《伤寒》之弊，喻氏言之更甚。然后贤若无叔和所集之书，亦不知伤寒为何物，依样葫芦，更改数条，前后辨驳①，究竟不能起仲景于地下，指示明白是耶非耶。诸名家之书，余实不得知也。

《序例》②谓太阴受病，脉当沉细。不知沉细是太阴本病之脉，不是热病嗌干之脉太阴表病，热病，不当沉细。盖脉从病见，如太阴中风则脉浮太阴脉浮，无汗，邪在表也，宜桂枝汤，可发汗，不从脏之阴而从风之阳也寒从湿化，脏病；风从阳化，表病。太阴表里当辨。**浮为麻黄汤脉，而用桂枝者，以太阴是里之表症，桂枝汤是里之表药。因脾主肌肉，是宜解肌耳**太阴里之表，故用麻黄虽脉浮而不中病。桂枝汤本是营分药，太阴统血之脏，太阴之寒，非辛甘不能散。若太阴虚寒，桂枝汤加饴糖，为小建中，助太阴矣。**太阴伤寒，脉浮而缓者，亦非太阴本病**伤寒脉浮而缓，手足热者，系在太阳；手足温者，系在太阴。然温者，不大热，不厥逆，不热不冷之谓。**盖浮为阳脉**表脉也，**缓为胃脉**胃气也。**太阴伤寒，脉不沉细**非太阴寒症，**而反浮缓**阴中有阳护，故脉见浮缓，**是阴中有阳脉，有胃气**胃阳盛，**而能行阳于四末，所以手足自温**胃阳尚旺，脾家素实，虽伤于寒，有阳可御，不致厥逆，**而显脾家之实，或发黄**太阴湿甚，有阳化热，瘀蓄于中，小便不利，则发黄；小便利，瘀热

---

① 辨驳：争辩反驳。辨，通"辩"。《新唐书·王世充传》："人或辨驳，世充以口舌缘饰，众知其非，亦不能屈也。"

② 序例：即《伤寒论·伤寒例》。

去，不能发黄，便硬热甚，化燥伤津，而转属阳明。此脉证①在太阴、阳明之间此节是阳邪欲陷入阴，正气实，不容内陷，争之外出之势。所以服药亦不易，误服凉药，即成太阴寒症；误服热药，即转阳明热症。仲圣不列方于条下，遗后人临症斟酌施治，故曰系在系在者，可入可出之势也。[批] 病在此等处，临症最难。初学之士读至此，不可囫囵吞过。若太阴自受寒邪，不应如是矣自受寒邪，当脉细、腹痛、吐利矣。太阴脉浮为在表但浮无缓，当见四肢烦疼等症中风表症也；脉沉为在里沉细无缓，当见腹满吐利等症中寒里症也。表有风热脉浮身痛，可发汗，宜桂枝汤；里有寒邪，当温之，宜四逆辈脾主肌肉，治法和荣卫，于②太阳同例。此两节从脉不从症，随机应变，治病真诀。太阳而脉沉者沉必兼紧，因于寒，寒为阴邪，沉为阴脉也太阴脉沉，当温其里，宜四逆辈；太阴脉浮者，因于风浮必兼数而微弦，风为阳邪，浮为阳脉也太阴中风脉浮，当攻其表，宜桂枝汤。[批] 此等皆从脉不从症之义。当知脉从病变或从症，或从脉，不拘于经此等是仲圣之心法、活法，故阳经有阴脉太阳有脉沉紧，必呕，结胸热实，脉沉而紧，大陷胸主之。少阳有脉虽沉紧，不得为少阴症，小柴胡主之。少阳伤寒后脉沉，沉者内实也，大柴胡主之。阳明脉迟，不恶寒，腹满而喘，潮热者，可攻里，大承气主之。此等皆是阳症见阴脉，不可枚举，略忆数条书之，以此可类推矣，阴经有阳脉太阴脉浮者，桂枝汤主之。少阴中风，脉得阳微阴浮者，为欲愈。厥阴脉大者，为未止；脉数而渴者，为令自愈；寸脉反浮数，尺中自涩者，必圊脓血。三阴中皆有阳脉。大都仲圣治病，从脉者，先书脉，后书症；从症者，但书症，而不书脉，当在临

---

① 证：《病解》作“病”，《论翼》作“症”。
② 于：《余注》作“与”。于，犹“与”。

症权衡。阳症见阴脉，阴症见阳脉，最易误治。世谓脉在①三阴则俱沉不能拘执。有热深厥深，脉反沉者；有亡阳于外，脉反浮者，阴经不当发汗者，未审此耳太阴有桂枝症，少阴有麻黄附子细辛症，厥阴有当归四逆症，俱是发散表邪之义。[批]此等处以活法示人，初学之士恐有拘执之弊。

太阴中风，阳微阴涩而长者弦脉也，为欲愈。要知涩与长，不是并见。涩本病脉，涩而转长，病始愈耳。风脉本浮太阴中风，今浮已微浮势渐平，知风邪当去。涩则少气少血气血不充，故中风，今②长则气治，故愈涩脉转长，阴转阳脉，邪去，气血通畅，故愈。[批]此节言太阴阳气通畅，阴脉转阳，愈兆也。

太阴中风，四肢烦疼；太阴伤寒，手足自温，此指表热言也皆言太阴表邪、经病。热在四肢亦不甚大热，则身体不热可知身体亦不甚冷。盖太阴主内，表当无热热在肌肉之中，惟四肢为诸阳之本，脾为胃行津液，以灌四旁，故得主四肢，则四肢之温热，仍是阳明之阳也脾主四肢，胃行阳于四肢。太阴表症，胃阳充足，散于四肢。若胃阳虚，不能敌寒，犯太阴本脏，则见吐利厥逆矣。且"且"字当着眼曰自温，便见有时不温，有时四逆矣四肢皆禀于胃。胃阳虚不能敌寒，即化寒入里矣。

《内经》云《逆调③论》：人有四肢热，逢风而炙如火④者，是阴气虚，阳⑤气盛。风者阳也燥热生风，四肢亦阳也四肢皆禀

---

① 在：《论翼》作"至"。

② 今：原作"令"，据《论翼》改。

③ 逆调：原作"调逆"，据《素问·逆调论》乙转。

④ 逢风而炙如火：《素问·逆调论》作"逢风寒如炙如火"。按"如炙如火"，新校正："《太素》云：如炙于火。当从《太素》之文。"

⑤ 阳：《论翼》此上有"而"字，义胜。

气于阳明胃，两阳相搏，人当肉烁①风火相扇，肌肉消烁，此即太阴中风症。要知太阴中风，与三阳不同。太阴之阴，名曰关蛰②周密也，中风化热，外不得越，内不得泄，蕴于腠理，消津烁肉，故阳邪不得深入，惟病在四关四肢烦热，久而不愈，津③液不足以充肌肉，故肉烁。世人最多此症。其有手足心热者，亦中风之轻者耳。然太阴中风，因阴虚而阳凑之阴虚生内热，阳盛生外热，外风为内热所致上焦不通利，皮肤致密，腠理闭塞，玄府不通，卫气不得泄越，故外热。此言外感伤寒之症，即太阴中风意也。上焦不行，下脘不通，胃气热，热气熏胸中，故内热。此言阴虚不能制火，阳明燥热不能生津。二症俱能消津烁肉，但当滋阴以和阳，不得驱风而增热也叶天士先生有甘凉养胃熄风法，即此意也。此症究竟在水亏土燥，胃热能食而瘦，为食㑊④。余每用大剂六味，酸甘化阴，或甘凉生阴养胃，颇有效。[批] 脾阴虚胃阳旺。吾见费晋卿先生，讳伯雄，每治阴虚，不重在肾而重在胃，用大剂甘凉存阴养胃，亦从此间悟出。然此节不在太阴伤寒、中风之例。手足自温句，暗对不发热言，非言太阴伤寒必当手足温也。夫病在三阳，尚有手足

---

① 人当肉烁：《论翼》作"是火当内烁"。

② 关蛰：指太阴约束了闭藏的阴气，而不使外泄。《素问·皮部论》："太阴之阴，名曰关蛰。"张景岳："关者，固于外；蛰者，伏于中。阴主藏而太阴卫之，故曰关蛰。"

③ 津：《论翼》作"脾"，义胜。

④ 食㑊：古病名。一名食亦。其症多食而形体消瘦。《脾胃论》卷上："又有善食而瘦者，胃伏火邪于气分则能食，脾虚则肌肉削，即食㑊也。"《素问·气厥论》："大肠移热于胃，善食而瘦，又谓之食亦；胃移热于胆，亦曰食亦。"

冷者寒邪中表，阳气屈伏，何况太阴。陶氏《节庵先生全生集》①
分太阴手足温、少阴手足寒、厥阴手足厥冷厥阴内藏火，化热症
甚多，是大背太阴手足烦疼、少阴一身尽热之义矣此等疑窦，必
当辨明。凡伤于寒，则为病热②热病者，伤寒之类也。伤寒热甚者
不死。寒为阴邪③，太阴为至阴，两阴相合，无热可发少阴内藏
龙火，寒热杂居。厥阴内藏相火，易于化热。惟太阴为寒湿之脏，故
曰至阴，全赖阳明之胃热护之也，惟四肢为阴阳之会太阴主四肢，
阳明禀气于四肢，故当④温耳。惟手足自温表阳犹在，中宫不遽
受邪胃阳充足，脾气亦实，故成⑤发黄太阴受湿，胃热熏蒸，不能
外越，瘀热发黄，又属阳明，或暴烦里阳陡发，下利自止脾阳充足，
邪不胜正，争之腐秽者出，暴烦下利能自止，亦在手足温处辨，脾家
实也。若肢厥，吐利不烦，又属脾家虚寒，湿症矣，即手足自温处，
因见脾家实也太阴篇，此二句最宜着眼。[批] 暴烦下利当先辨手足，
若手足温，不可即投四逆、理中辈。

　　发黄是阳明病，太阴身当发黄，非言太阴本有发黄症太阴
湿郁，阳明热蒸，阳黄为湿热，阴黄为寒湿，所以大黄栀子、附子干
姜不可不辨也。以手足自温处，是阳明之阳盛若无阳明之阳回护，
寒中太阴之脏，寒邪不得中⑥太阴之脏如寒中⑦太阴之脏，即见吐

---

　　①　节庵先生全生集：《余注》作“节庵先生家秘集”，眉批又有“陶氏
六书”四字。节庵先生即陶华，字尚文，号节庵，余杭人，明代医家，著有
《伤寒六书》（中有《伤寒家秘的本》)），另著有《伤寒全生集》，其中内容有
重复。

　　②　病热：原作“热病”，据《病解》《论翼》乙转。

　　③　邪：《论翼》无此字。

　　④　当：原作“尚”，据《论翼》改。

　　⑤　成：《论翼》作“或”，义胜。

　　⑥　中：《病解》《论翼》作“伤”。

　　⑦　中：《病解》作“伤”。

利、厥逆、腹痛，手足岂能自温，脏无寒，而身有湿，故当发黄湿郁有热，不得外泄，发黄。若湿从溺泄小便利，则阳明热不能瘀。仲景茵陈蒿者，欲黄从下解也；麻黄连轺赤小豆者，欲黄从汗解也。有表无表，当分之。热在表分，专利无益，暴烦下利，仍是脾主转输暴烦，下利虽日十余行，不须治之。脾家秽腐臭，积塞于中，尽则自止。脾阳转输，小便自通，利自止，不须温，亦不须下也。余每见此症，温补克伐，误治甚多，故不失为太阴病因下利也。[批] 此节辨太阴之虚实，有阳无阳，最为清切。若烦而不利内有热，则烦而①不利，胃家实，属阳明矣，即胃家之热实②，非太阴之湿热矣。此太阴伤寒阴脏受寒，全借阳明之阳为之根赖胃阳周护，故有转属之症也胃为燥土，热必就燥；脾为湿土，寒必就湿。胃阳虚，湿溢于胃，即成太阴症；胃阳盛，两阳相搏，胃液涸，则成阳明症。二经转属最易，早服承气，晚投理中，每有之。人知伤寒以阳为主，不知太阴伤寒以阳明为主太阴症中，理中、四逆俱助胃阳而温湿土也。

东垣以有声无声分呕吐东垣《此事难知》③ 论，非也。呕吐皆有声有物，惟干呕是有声无物。呕以水胜，属上焦也；吐以物胜，属中焦也。六经皆有呕吐④，而呕⑤属少阳，以喜呕故，吐属太阴寒邪结于胃口，非阳明实症，胃阳阻郁之寒症，故属太阴，而不属阳明，亦主输主纳之分阳明以合为病，若见吐，又非阳明病矣，即吴茱萸症，虽属阳明，亦太阴也。太阳以阴为根，而太阴以

---

① 而：原无，据《余注》补。

② 热实：原作"实热"，据《病解》《论翼》乙转。

③ 此事难知：元代王好古所著，内容多为其师李东垣的医学论述。有声无声分呕吐，见《此事难知·太阳六传·伤暑有二》："吐属太阳，有物无声……呕属阳明，有物有声……哕属少阳，无物无声"。

④ 吐：原无，据《论翼》补。

⑤ 而呕：原无，据《论翼》补。

阳为本太阳以少阴为济，太阴以阳明为护。太阳不敢妄汗，恐①亡少阴之津也阴津内竭，孤阳不得独存，阳脱者，汗出不止也；太阴不敢轻下，恐伤阳明之气也苦寒伤胃，阳气内夺，清气下陷，若痢②不止，阴气下脱。太阴本无下症，因太阳妄下，而阳邪下陷于太阴，因而有桂枝汤加芍药等法太阳太阴并病，故仍不离桂枝法。加倍芍药者，因脾气实，泄木疏土之气，而除满痛。若加大黄，又属太阳阳明并病，去其大实痛矣。徐洄溪先生云：加芍药，敛太阴。太阴既实，岂能再敛。此加大黄，下太阴之实邪。因阳道实则满痛，桂枝汤加芍药一倍，加大黄一两，是脾胃皆实，不得转使，桂、姜、甘、枣，辛甘助脾通阳。加芍药疏脾之气，加大黄下阳道之实，借脾之气而通腑之实矣。太阴脉弱脉少胃气，知胃气易动恐多下伤胃，转属太阴，便当少加参③矣稍扶正气，助其推逐之力，制其骤下之速。[批] 桂枝加芍药新加人参汤法。此因里急后重者，不可不用气弱则少转输之力，又不可多用多用则气滞更不能行，腐秽臭物，塞窒难下矣，故如此叮咛耳仲景太阴，列脏病为提纲，经病立④说，太阴中风，不必尽入于脏，而亦留恋⑤于经，故有表症、有里症，有温法、有下法、有利法。此篇以太阴之脏，赖阳明之腑回护。胃阳盛则脾气亦实，阳气虚脾气亦虚。阳明、太阴转属最易，故以脾阳、脾阴为太阴之全局，恐初学之士执一太阴宜温补之弊，从中⑥反不多及理中、四逆也。[批] 脾与胃为表里，胃阳盛则为阳明，胃阳虚即是太阴，卓见也。

---

① 恐：此上原有"尤"字，据《论翼》及下文删。
② 痢：《病解》作"利"，义胜。
③ 参：《论翼》无此字。
④ 立：《余注》作"之"。
⑤ 恋：《余注》作"连"。
⑥ 从中：《余注》作"故立言"。

卷　　五

少阴病解第五

少阴一经，兼水火二气，寒热杂居肾水内藏相火，故病有不可捉摹①或从水化，以为寒；或从火化，以为热。其寒也，症类太阴水化为阴寒之邪，是其本也。其脉沉细而微，但欲寐，身无热，背恶寒，口中和，咽痛不肿，腹痛，下利清谷，面赤，里寒外热，大便利，小便白，故症类太阴；其热也，症类太阳火化为阳热之邪，是其表也。虽欲寐而多心烦，口燥，咽痛则肿，下利清水，或便脓血，或血从口出鼻出，或热结膀胱，必便血，大便秘，小便赤，故症类太阳。[批] 太阴为少阴之本，太阳为少阴之表。故仲景以微细之病脉，但欲寐之病情为提纲少阴受邪则阳微，故脉微细。《内经》少阴所生病，嗜卧。阳出于阴则寤，阳入于阴则寐。仲景指少阴本脏脉症为提纲。然少阴为病，非此二端，仲景特举此者，从阳入阴之见症也。立法于象外，使人求法于病中少阴之病，假寒假热为多。内有真寒，外显实热；阳邪化热，外显虚寒，当细细推求。用药一反，变端立见。凡症之寒热与寒热真假，仿此义以推之，真阴之虚实见矣所谓超以象外，得其寰中②。

五经提纲，皆以③邪气盛则实，惟少阴提纲，是指正气夺

---

①　摹：《余注》《论翼》作"摸"。摹，同"摸"，探索。

②　超以象外得其寰中：出自唐代司空图《诗品·雄浑》："超以象外，得其环中"。形容诗文意境雄浑、超脱。也比喻置身世外，脱离现实的空想。此处指由少阴病推而广之，凡病之寒热真假辨证，皆当仿此。

③　以：《论翼》作"是"。

则虚者肾经封蛰①之脏，少阴受邪，真阳正气先夺，故脉微细，但欲寐之见症②，以少阴为人身之本也肾为性命之根。然邪气之盛，亦因正气之虚，故五经皆有可温、可补之症邪正相争，或当去邪安正，或补正却邪，临症时随机应变。俗谓三阳无补法，皆庸庸之言。如太阳之桂枝加附子、桂枝新加人参、小建中等汤。如阳明之温补吴茱萸汤，凉补之白虎加人参汤、竹叶石膏汤。如少阳之小柴胡去半夏加人参汤、柴胡桂枝干姜汤。皆三阳之正虚，补托即是攻邪。

[批] 徐洄溪曰：仲景以补为攻，后人不知，反将一味蛮补，固邪遗祸而不解，祖方之一恨耳。正气之夺，亦因邪气之盛正不胜邪，乘虚内入，故少阴亦有汗、吐、下症虽属阴脏有邪，当先去邪。少阴汗法，麻黄附子细辛汤、麻黄附子甘草汤。少阴病吐法，心中温温欲吐，复不能吐，始得之，手足寒，脉迟③者，胸中实，不可下也，当瓜蒂散吐之，开其胸中之阳。少阴下法，得之二三日，口燥舌干者，急下之；自利清水，色纯青，心下必痛，口燥舌干者，急下之；六七日，腹胀不大便者，急下之，俱大承气汤。少阴汗、吐、下法，去邪即是安正也。要知邪气盛，而正气已虚者，固本即以逐邪即少阴之温补意；正不甚虚，而邪气实者，逐邪则所以护正即少阴之汗、吐、下意，此大法也六经皆如此。[批] 丹溪曰：邪七正三，先补正逐邪；正七邪三，先逐邪安正。《内经》大毒、小毒、无毒治病，皆不肯逐尽其邪，稍留余邪，待其正安自退。

少阳为阳枢，少阴为阴枢。弦为木象，弦而细者，是阳之少也；微为水象，微而细者，阴之少也。此脉气之相似。卫气行阳则寤，行阴则寐少阴之脉独下行。其行阴④二十五度，常从

① 蛰：原作"垫"，据《余注》改。按《说文》："蛰，藏也。"
② 见症：《余注》作"症见"，义胜。
③ 迟：《伤寒论·辨少阴病脉证并治》作"弦迟"。
④ 阴：原作"阳"，据《论翼》改。

足少阴之分阳行二十五度，阳尽于阴，阴受气矣。其始入阴，先从足少阴肾，次心，次肺，次肝，次脾，复注于肾，为一周。如阳行之二十五度，周而复合于目也。间行脏腑。少阴病，则枢机不利，故欲寐也少阴病，阳陷入阴为多，阴阳枢机不利，故欲寐，与少阳喜呕者同少阳阳升于上，邪正相争，故喜呕，口苦，咽干，目眩，皆阳不易入阴也。呕者主出，阳主外也；寐者主入，阴主内也。喜呕是不得呕干呕无物，非真呕也，欲寐是不得寐欲寐心烦，非真寐也，皆在病人意中，得枢机之象如此口苦，咽干，目眩，喜呕，升之象也；脉微细，但欲寐，小便白，下利清谷，俱陷之象也。[批]将阳枢阴枢升降相比，临症最为清切。

少阴脉微，不可发汗，亡阳故也脉微为亡阳，脉弱涩亡阴。汗则伤阳，下则伤阴。少阴正夺邪陷，先谨慎汗下，故先言亡阳亡阴也。脉细沉数，病为在里，不可发汗脉细沉数，邪从热化，欲转属阳明病。即有发热之象，若再发汗伤津，即转土厚水涸，大承气症矣。[批]看书能解到此处，心如嵌空玲珑水晶珠矣。然可汗之机，亦见于此此承上文。然麻黄附子细辛症亦是脉沉，惟不数可辨。夫微为无阳邪从寒化，数则有伏阳矣内阳被寒邪闭伏，而从热化，须审其病为在里而禁汗，不得拘沉为在里，而不发汗也阴中有阳，沉亦可汗；阳中有阴，浮亦当温。不得拘沉为在里而不汗，浮为在表误汗也。少阴症，辨得真假，方为真诀。[批]此发明上两节。发热脉沉者，是病为在表，以无里症，故可汗少阴症当不发热，反发热者，太阳表热，脉沉者，少阴里寒，故麻黄散其表热，细辛、附子温其里寒也。[批]太阳是少阴之面目，少阴是太阳之底板。若脉浮而迟浮为表热，迟为脏寒，表热里寒，下利清谷未经妄下，而利清谷，内之真寒已见，迟为无阳，病为在里，又不得拘浮为在表，而发汗矣里有真寒，阳越于外。若误发汗动阳，亡阳于外，元气内脱，温补其里，尚且不及，岂可再汗更亡其阳。仲景急温其里，以四逆辈。要知阴中有阳外寒内热，沉亦可汗脉沉亦可汗；阳中有阴外热内寒，浮亦当温脉浮亦当温。此二语治三阴伤寒之大关键，不独少阴。[批] 沉脉重按有力内数，可汗；浮脉空大，重按无力，可温。亦临症细察为要，一有错误，生死立判。若八九日一身手足尽热，是自里达表肾气素充，少阴内阳被寒邪闭郁，留连八九日，阳从内发，阴寒得解，复传太阳之表，故一身尽热，阳盛阴虚，法当滋阴八九日，一身尽热，里已出表，阳气已盛，不得再温其脏，而劫其阴也，[批] 此少阴之邪复化热，出太阳之表。又与二三日无里症者不侔①少阴始得之，脉沉，反发热；少阴得之二三日，无里症，俱少阴外入之邪，故用麻黄、附子，温少阴之经，而发太阳之表。一用细辛，一用甘草，各有其异。少阴八九日，一身手足尽热，自少阴肾脏，移热于膀胱之腑，内出之邪，恐热在膀胱，动血，急宜猪苓汤，重则黄连阿胶，滋阴泄热，从太阳之腑而出，不致热蓄停瘀，便血尿血也。[批] 此少阴之邪化热，移于太阳之腑。少阴得之二三日，心烦不得卧，此亦内发之热，肾火上攻于心则烦，黄连阿胶，滋阴凉心肾。此皆温凉对言，一从表解，一从里泄，两条治法不得相侔。

太阴是阳明之里，阳明不恶寒，太阴虽吐利、腹满②而无恶寒症辨太阴；少阴是太阳之里，太阳恶寒，少阴吐利必恶寒，皆阴从阳也里从表也。太阴手足温者，必暴烦下利而自愈解见太阴，是太阴借胃脘之阳阴从阳化。少阴吐利，亦必手足温者，可治；手足厥者，不治利而手足温，阳回故也，可治；若利不止，手足厥冷，是纯阴无阳，脐气绝于外，脏气绝于内，不治矣。余见手足厥逆，利不止者，用大剂四逆辈救活者，当看其全神，暴病阳气骤

---

① 侔（móu 谋）：等同，齐。《说文》："侔，齐等也。"
② 满：原作"痛"，据《伤寒论·辨太阴病脉证并治》《论翼》改。

脱，尚可挽回，若久痢见此，百无一活矣。[批] 若暴吐利，而阳骤脱，手足厥者，急宜温之，可愈。有受热吐利，阳气暴脱，脉伏，手微寒，又不可温，温之则下血矣。是下焦之虚寒，既侵迫于中宫，而胃脘之阳，仍得布敷于四末寒气侵迫于中，胃阳盛，能布敷四末，故手足可不厥。斯知先天之元阳坎中真阳，仍赖后天之胃气培植也真阳虽微，有胃气冲和则生，胃阳虚，真阳更弱。太阳膀胱是少阴之标，太阴湿土是少阴寒水之本。少阴阴虚热甚，则移热于膀胱脏病传腑，阴乘阳而化热，故一身手足尽热而便血，从标也太阳经热甚血行，故一身手足尽热而尿血也，急宜猪苓汤、黄连阿胶汤等，滋阴化热。便血者，以小便言。[批] 少阴移热于太阳之腑。少阴阳虚，则移寒于脾，而吐利寒必就湿，从本也当温中散寒，四逆、理中辈。[批] 少阴移寒于太阴之脏。

少阴传阳症有二：六七日，腹胀不大便者少阴本吐利者多，今不便而胀，况为日又久，显然胃实，当下之，是传阳明，脏气实则还之腑也此土燥水涸，大承气症也。[批] 少阴传阳明之腑。八九日，一身手足尽热者，是传太阳脏邪传表，阴出之阳，下行极而上也太阳脉最长，上行头巅，下至足指。少阴热传太阳之经，一身头足尽热，所谓下行极而上，此太阳经病也。[批] 少阴传太阳之经。

热在膀胱而便血便血指小便言，亦脏病传腑，此阴乘阳也。[批] 少阴传太阳之腑。然气病而伤血气有余则是火，热甚血沸，膀胱腑病、络①病，[批] 膀胱多气多血。又阳乘阴也乘者，如乘舟车而出入界限，亦见②少阴中枢机③之象少阳、少阴为枢机转轴，故邪之出入，比他脏更易。此是自阴转阳自脏邪转腑，与太阳寒邪化热，

---

① 络：《余注》作"血"，义胜。

② 见：原无，据《病解》《论翼》补。

③ 机：原无，据《论翼》补。

经传脐，热结膀胱不同，与太阳热结膀胱血自下者言下血，不言便血，见症同而病异①太阳经热传脐，桃核承气、抵当症也，使其热从大便而下也；少阴脏热传脐，猪苓汤、黄连阿胶汤症也，使热从小便而泄也。如伤寒妇人热入血室，呓语瞀乱②，小柴胡汤症也；温病热入血室，又将生地、丹皮、丹参等，凉其血矣。症同而用药大异者，临症当着眼细思。[批] 此是自阴转阳。

少阴病，脉紧脉紧为寒，亡阳脉，至七八日自下利，脉暴微阳气渐舒，而见少阴本脉矣，手足反温胃阳渐能敷布四肢，脉紧反去者阳气已回，紧脉徐而和矣，为欲解也阴从阳化，故欲解，虽烦阳返于中，下利下已积之阴寒未尽必自愈阴平阳秘，烦利可止。太阴下腐秽者，是太阳误下，陷入太阴、阳明。此是少阴传出太阴、阳明，故症同治异也。此亦是脾家实，露出太阴底板此承上文，少阴之邪，从本而化，亦赖脾胃阳气充实，故得与太阴七八日，暴烦下利自止同。盖少阴来复之阳微，则转属太阴，而秽腐自去烦为阳回，利即寒去。然此症最易误治，或用温补，或用消导，俱不宜；阳盛阳复太过则转属阳明，而糟粕不传。[批] 胃为阳明燥土，大肠为阳明燥金，火必就燥，阳明易实。郁则内实，而入阳明太府广肠之区少阴之热，入阳明，土实则消肾水，金枯不能生水，津液更竭，急下存阴，不可缓也；横则外达，而遍太阳内外气血之部肾阳归太阳，在外在气者，一身手足尽热；在内在血者，热在膀胱，必便血之类。要知紧脉转微，是复少阴本脉寒邪化热，本脉渐见，故转太阴而自解化火不盛，故转太阴而解；脉沉细数沉细中藏数脉，阴有伏阳，是兼阳脉，故入阳经而为患。虽热甚不死，亦阴得阳则

---

① 病异：《论翼》作"病因异"。
② 呓（yì 艺）语瞀（mào 冒）乱：指神识昏乱，梦中胡言乱语。呓，梦中的话；瞀，心绪紊乱。

解之变局也。[批] 精微奥妙，市医难哉。伤寒扶阳为急，温病保阴为先。阴症转阳则生，温病加热则危。[批] 温热自外受之热，伤寒是内化之热。伤寒化热，寒邪退，可生；温病加热，热邪增，故危也。

六经皆有烦躁，而少阴更甚者，以真阴之虚也。盖阳盛则烦，阴极①则躁假烦为躁，烦属气，躁属形。烦发于内内阳陡发，躁见于外虚阳外脱。先烦后躁，是形从气动也；先躁后烦，是气为形役也。不躁而时自烦，是阳和渐回阴从阳解，故可治；不烦而躁，是五脏之阳已竭无根孤阳外越，惟魄独居魄为阴气，惟阴独居，故死阳气一分不尽不死。故少阴以烦为生机，躁为死兆阳回则生，阴竭则死。伤寒以阳为生，不特②阴症见阳脉者生，亦阴病见阳症者可治也伤寒热甚不死，六经皆然，温热不在此例。凡踡卧四逆，吐利交作，纯阴无阳之症，全赖一阳来复阴极转阳则生，故反烦者可治，反发热者不死，手足反温者可治少阴病，虽阴病转阳为顺，然渐渐而转，脉和手足温，为自解。若内阳陡发，反大烦，大发热，恐其阳盛阴竭，阴不胜阳，或胃燥土实烁阴，或尿血，下利脓血，或口鼻出血，或发痈脓，阳化过盛，急当救阴，恐阴竭，阳不能独存，尤为难治。[批] 读此节方知治伤寒难处。

太阳、少阴皆有身疼骨节痛之表，水气为患之里表里水气疑似处。[批] 此二症相似，却有脉之浮沉可辨，从脉不能拘于症也。太阳则脉浮紧表有寒邪而身发热寒郁化热，在表，用麻黄发汗去表邪而透热，热透阴气自和，是振营卫之阳以和阴也寒伤营则痛，热透寒化身痛止。少阴则脉沉沉为里寒而手足寒寒入于里，阳气不能布于四肢，用附子汤温补原文有身体疼、骨节痛等症，阳气虚，寒邪难以化火，故温里托邪，此方所治寒邪之轻者也，[批] 阴寒外束，内阳凝

① 极：《论翼》作"盛"。
② 特：仅，只是。

聚成阴，温补内阳而散外寒。以①扶坎宫之阳以配阴也扶阳御寒，伤寒从治。太阳之水属上焦，小青龙汗而发之，阳水从外散也邪汗未尽，水气停于肺胃之间，故仍汗而发之，从外解也。少阴之水属下焦，真武汤温而利之，阴水当从下泄也误汗动阳，上焦津液枯稿，下焦肾水上升。救上焦津液，故真武汤镇肾气而泄水，收摄阳气。阴阳俱紧，与太阳伤寒脉相似亦似太阳、少阴疑似之脉。夫紧脉为寒，当属少阴太阳脉紧，必兼浮，然病发于阴，不当有汗但紧为阴脉，故汗不易出，反汗出者紧脉有汗，脉症不合矣，阴极似阳，阴虚不能藏精所致也，亡阳之前，已先亡阴矣虚阳不归，少阴不能藏津，故汗出不温，脉紧神静，身无热可辨，阴津外泄也。阳无所依因亡阴故也，故咽痛呕吐阴不敛阳，上焦先从火化，见虚阳之不归。阴不能藏，故下利不止阴虚不能收藏，见真阴之欲脱也阳脱于上，汗不止；阴脱于下，利不休。［批］虚损症见下利，并非脾败，亦阴不能藏，真阴之脱也。则附子汤用三白白术、白芍、白茯苓以滋阴，参、附以回阳，为少阴返本还原之剂或用八味肾气汤，或大剂参附加童便亦可。［批］徐灵胎曰：回阳当兼阴药，救阴药中当兼阳药。孤阳不生，独阴不长。仲景四逆加参童便、复脉汤等，自知救阴救阳之真谛。

　　肾主五液，入心为汗水火既济。少阴受病，液不上升寒邪入肾，阳气屈伏，不得升腾津液为汗，所以阴不得有汗阳虚不能作汗。仲景治少阴之表，于麻黄、细辛中加附子，是升肾液而为汗也朱子曰：大雨雪之前，必先微温，使地气温，则可上腾为云为雨。若真阴为热邪所逼，则水随火越，故反汗出。仲景治少阴之里，附子汤中任人参，是补肾液而止汗也。［批］少阴真阴为热邪所逼，

---

　　①　以：《论翼》作"是"，义胜。

汗多，脉必细，神静。阳明之真阴为热邪所逼，汗多，脉必洪。一用石膏，一用附子，倘一差失，生死立判。真阴为热邪所逼之症，用滋阴者多，今反用附子汤，颇不易解。余思热邪内逼，阳气凝聚而成阴，真阳掩没，阴霾上腾，故身无热，而反汗出，是阴虚不得敛阳，皆由少阴不藏所致，虚阳不归，水随火越矣。用附子者，取其力之锐，任之重，壮少火之阳；人参扶正救阴；白芍之敛阴潜阳固表；白术培土，制肾水之上越；茯苓泄肾水，使少阴内郁之热从脐而出。太阳一开，遍体阳气来复，阴霾尽散，虚阳渐回窟宅，少阴津液复藏，阳回则汗亦可止。此症阳回之后，急宜存阴，若再服回阳，恐其胜复太过，燎原莫及也。此等症，每用八味肾气汤、回阳救急汤，不及此汤之妙。余管窥医话中曹鲁峰一案，神静脉濡，发热，大汗不止，一日竟能服熟地四两、党参四两、人参二两、紫河车一具、肉桂三钱、附子三钱。服后汗止，即能安寐，明日即用滋阴矣。[批] 此症是吾习药肆中，业师曹焕树先生治之，鲁峰即其弟也。

　　"脉阴阳俱紧，口中气出"条，是少阴经之文。王氏叔和集之《脉法》① 中因上无"少阴"二字，误集《脉法》中，故诸家议论不一。夫少阴脉络肺少阴脉，其直者，从肾上贯肝膈，入肺中，肺主鼻，故鼻中涕出寒气入肺，阳虚涕出，故老人阳气已虚，稚孩真阳未充，至天寒多流清涕；少阴脉络舌本，故舌上胎滑；少阴大络注诸络，以温足胫，故足冷少阴之脉，从足心上会于巅，引上之阳，而下温于足。太阳为表里，其脉最长，故曰大络。此症不名亡阳者，外不汗出，内不吐利也阳伏于中，故外不汗出，内不吐利。阳未外泄，故阳不亡也。口中气出，唇口干躁，鼻中涕出，此为内热寒郁从火化之象。阴阳脉紧紧则为寒，舌上胎滑口中和也，蜷卧阳陷入阴，足冷阳不外布，又是内寒欲从寒化之象。此少

_____

① 脉法：指《伤寒论·辨脉法》。

阴为枢易于转属，故见寒热相持之症或从水化，或从火化，相持未定耳，而口、鼻、唇、舌之半表半里，恰与少阳之口苦、咽干、目眩相应也少阴为阴枢，介乎太阴、厥阴之间。少阴之症，从太阴化为湿，从厥阴化为火。少阳为阳枢，介乎太阳、阳明之间。少阳之症，从太阳化寒，从阳明化热。故少阳之剂，有寒有热；少阴之剂，亦有寒有热。勿妄治者，恐阴阳相持之时化火化湿，病势未定，清火温补等法用之不当病势不定，无处施药，宁静以待之如少阳早用凉药，转太阴吐泻；用温，转阳明内热。少阴用药亦然，恐凉而①转吐利、肢厥；用温补而转咽痛、身热、便脓血、尿血、口鼻出血，故宁静待之，勿妄治。[批]此症余初诊，诊之时，已误数症，见他人而误者亦多。所谓勿药而为中医，不诬也。然阴阳相持之症，医皆看不到。至七八日来待至七八日复微发热，手足温，是阴得阳则解也阴解阳复，阳布于肢体，脉紧自和。少阴此条解者最顺。八日以上，反大发②热微发热，阳气舒和。大发热，蓄热有余，胜复太过，再加吐利阳从外泄，即是亡阳亡阳脉与阳胜复之脉最易辨。若其人反加恶寒阳虚寒象已见，寒甚于表，上焦应之，必欲呕矣表寒宜温而散之。若加腹痛寒反据于里，是寒甚于里，中焦受之，必欲利矣里寒温而补之，虽大热身痛，见下利清谷等，急当救里，治以四逆辈。或从症，或从脉，当细辨之。急③当扶阳，庶不为假热所惑而妄治少阴下利，脉微，白通汤症。厥逆，干呕，烦者，白通加猪胆汁症。少阴里寒外热，下利清谷，手足厥，面色赤，身反不恶寒，或咽痛，或里寒外热，甴少赤，身有微热，必郁冒汗出，其面戴阳，此等假热，最易误治。有脉沉、脉微可辨，须从通脉四逆等求之，一投寒

---

① 而：此上原有"则"，据《病解》删。

② 发：原无，据《伤寒论·辨脉法》《论翼》补。

③ 急：《论翼》此上有"当此阴盛"4字。

卷
五

七
一

凉立毙。［批］此节言少阴寒热相持之际，化火化寒，宁静待之。至七八日，使其症有定见，扶阳存阴，可有把握矣。然今时病至七八日，更医已数人，杂药乱投，已不堪设想矣。

但欲寐，即是不得眠邪入少阴，则目不瞑者，转而为但欲寐，实不能寐也。然但欲寐是病情，乃问而知之；不得眠是病形，可望而知之。［批］辨症如此处为之工。欲寐是阴虚，不眠即烦躁烦为内热，躁为内寒，故治法不同但欲寐，阳渐入阴。不得眠，阳从内发。烦属阳回，躁属阳竭，故治法不同。

三阳惟少阳无承气症，三阴惟少阴有承气症。少阳为阳枢，阳稍虚，便入于阴邪易内陷，故不得妄下，以虚其元阳少阳误下即痞满、结胸，而成泻心等症。少阴为阴枢，阳有余，便伤其阴，故当急下，以存其真阴。且少阳属木，畏其克土，故无下症少阳误下，土虚木乘，阳虚而转寒症，下利，腹痛，呕吐。［批］少阳大柴胡、柴胡加芒硝等下法，于承气不同，亦不得拘少阳无下法也。少阴主水，更畏土制，故当急下下则热去而阴不伤，土虚则水不受制。盖真阴不可虚，强阳不可纵也治少阴水火寒热杂居之经，此二语为真谛。如少阴阴虚失下，而转热症，一身尽热，便脓血，尿血，咽痛，口燥舌干等症，最难治。

少阴病用大承气急下者，有三症此承上文：［批］少阴病可下症三条。得病①二三日，热淫于内阳邪初陷入阴，肾水不支肾水欲涸，因转属阳明水涸土燥，胃火上炎火炎土焦，故口燥咽干也原文"舌干"，急下之急去热邪，以救其阴，谷气下流胃土濡润，津液得升矣胃中和润，少阴津液上升，口燥舌干亦润矣。得病六七日，当解不解，津液枯涸燥屎烁液，因转属阳明，故腹胀不大便

---

① 得病：原作"病得"，据《论翼》乙转。

致成阳明之症，**此所谓已入于腑者**少阴热邪已入于腑，**下之则胀已，宜于急下者**恐土实消肾，腑阳更甚，脏阴更虚，故急下之。腑气通，热去胀消，真阴可保，**六七日来，**[批]六七日，谓日久未解。**阴虚已极，恐土实①于中，心肾不交耳**土实于中，心火不降，肾水不得上升济火耳。**若自利纯清水**原文曰：少阴病，自利清水，色纯青。则非寒邪矣，乃肝邪入肾也。《难经》曰：从前来者，为实邪，[批]余每见小儿大便色青如菜汁，亦食滞夹热，肝克脾也。余又见大河镇一人泄泻溏粪，其色青，已有二年，余治以乌梅丸法，未效，谅亦肝邪入脾，不知如何治法，质之高明。**心下痛**中脘穴胃实也，**口燥舌干者**下利清水，色纯青，人皆疑为寒邪，见口燥舌干，知非寒邪矣，是土燥火炎，脾气不濡，胃气反厚火生土，土燥则反厚，水去先下清水，燥结傍②流而谷不去水去则糟粕、燥屎更坚硬难下，**故宜于急下**以上三条，俱少阴大承气症。泰西③以胆汁为消食之液，属火而能化五金，下水色青，胆汁浑入耳。

少阴为性命之根，少阴病是生死之关，故六经中独于少阴中历言死症。然少阴中风始得时，**尚有发热、脉沉可证**发热当脉浮，今反沉者，是太阳表热、少阴里寒，麻黄附子细辛症也。**若少阴初受伤寒，其机甚微，脉微细，但欲寐，口中和**渴而不燥，**背恶寒**诸阳之俞皆在背，阴寒乘之，阳气凝聚而成阴，人已病皆不觉其为病也当灸之通阳，附子汤主之。[批]此节言少阴初受邪之时，未曾入里，急治之。若失治，一入于里，生死之关系非小。

若身体痛④阴寒切肤。《内经》云：寒伤营则痛，**手足寒**阳气

① 实：《论翼》作"燥"。
② 傍（páng旁）：旁边。
③ 泰西：犹极西。泛指西方国家。
④ 痛：原作"疼"，据《论翼》《伤寒论·辨少阴病脉证并治》改。

不得禀于四肢，**骨节痛**虽骨节痛，寒入于里，无发热等文，**脉沉者**脉沉不发热，纯阴无阳，与麻黄附子细辛症不同，**此表中阳虚症急宜附子汤温之**，不可疑身疼、肢寒，误汗则亡阳矣。[批] 表中阳虚症。**若欲吐不吐**枢病则开合不利，**心烦欲寐，自利而渴，小便色白者**烦症不尽，属少阴，故指出但欲寐来。渴症不尽，属少阴，故指出小便白来。心烦，但欲寐，是假烦。小便白而渴，是假渴。烦而欲寐，渴而不能饮，显然真阳下虚，虚阳上格，火不得降，水不得升，急宜温下焦，引火归原。下焦温则津液上升，心烦、口渴自止。若见心烦、口渴，疑是热症，误进寒凉、渗利，下焦真阳更竭，**此里之阳虚症**和按仲景原文，"自利"两字，以小便言；热在膀胱，必便血，亦以小便言也。此节小便色白，火不制水，小便自利而渴饮，肾阳虚，下消意也。余每以八味肾气法，暖肾脏，固小便，少阴津液上升，渴可止，小便自利可缓。管窥之见，留质高明教正。**心中烦，不得卧，此里之阴虚症也**黄连阿胶汤症也。[批] 心烦欲卧，此里之阳虚；心烦不得卧，此里之阴虚。

若**下利咽痛，胸满心烦**利后下焦阴虚，肾火上炎，以猪肤汤，除上焦浮阳，以滋下焦之阴，**与口中气出，唇口干燥，鼻中涕出，蹉卧足冷，舌上胎滑者，此少阴半表半里，阴阳驳杂之症也**此节阴阳相持不定，静待不妄治症。[批] 阴阳驳杂症。

脉阴阳俱紧脉似太阳当无汗，**反汗出**表虚亡阳，少阴症矣，**而咽痛吐利者**少阴虚火飞越，循经而至喉咙，故咽痛；阴寒凝聚于中，而复吐利矣，**此阴极似阳**，肾阳不归，为亡阳症也宜八味肾气汤或丸主之，或四逆加参、人尿等，引阳入坎。[批] 亡阳症。

若至八九日，一身手足尽热者，是寒极生热，肾阳郁极，而胜复太过也热传少阴，还复太阳之症。因少阴先受热灼阴伤，胜复之阳太甚，故阴不能胜也。

其腹痛下利，小便不利者，有水火之分。若四肢沉重疼痛，为有水气，是阳虚而不胜阴也下焦阳虚，不能制水，真武汤主之；水气下利，真武汤去芍药加干姜。[批]若下焦虚而不能制水，心烦、下利、热渴，以猪苓汤滋阴利水矣。若便脓血与泄利下重者，此为火郁，是阳邪陷入阴中也此二条便脓血，以桃花汤培土，土得令，火退位，水归其职，小便利矣。少阴泄利不止者，唾脓血，伤寒阳邪内陷之坏症，虽立少阴麻黄升麻汤，亦难治之症。下利清谷，里寒外热，手足厥逆，脉微欲绝，身反不恶寒，其人面赤者，是下虚而格阳也通脉四逆汤主之。[批]此症治之得法，尚可挽回十中四五。

吐利兼作，手足厥冷，烦躁欲死者，是阴极而发躁也吴茱萸汤主之。[批]此症最不易治，死者多。若有真阳，正气完固，尚可十救二三。

岐伯曰：阴病治阳，阳病治阴，定其中外，各守其乡①从阴引阳，从阳引阴，导实济虚，济所不胜之义。此即仲景治少阴之大法也。同是恶寒踡卧，利止手足温者，可治阳气渐回，阴寒渐散，故可治；利不止五脏气绝于内，下利不禁，手足厥冷者，不治纯阴无阳，六腑气绝于外，阳气绝，故不治。时自烦，欲去衣被者，可治阳气内发，阴邪将退，去衣被，内有热可证，故可治；不烦而躁，四逆而脉不至者，死烦而兼躁，阳怒而与阴争，期在必胜则生。不烦而躁者，阳不能战，复不能安，四逆，脉不至，阳欲散去不回矣，故死。同是吐利，手足不厥冷，反发热者，不死阳气已复，阴气已退，厥回，发热，故不死；烦躁，四逆者，死阳气散亡，阴邪无退舍之期，欲不死，乌可得耶。同是呕吐，汗出，大便数少者，

---

① 阴病治阳……各守其乡：《素问·阴阳应象大论》作"阳病治阴，阴病治阳，定其血气，各守其乡"。《素问·至真要大论》作"调气之方，必别阴阳，定其中外，各守其乡"。

可治下焦之阳尚存，急灸百会穴，复其阳，尤可治；**自利烦躁，不得卧者，死**自利，阴绝于里，烦躁不得卧，阳散于外，阴阳离散，邪气独存，无生理矣。**盖阴阳互为其根，阴中有阳则生，无阳则死，独阴不生故也**总之，传经之病，以阴气存亡为生死，存阴为先；直中之病，以阳气消长为生死，扶阳为急。少阴水火之脏，寒热杂居，则此二语，治少阴之全局在焉。[批] *少阴性命之根，生死之关，故以生死之病为结笔。*

卷　六

厥阴病解第六

太阴、厥阴，皆以里症为提纲。［批］治厥阴病，初来之时，以散寒通阳为急；化热，以保阴泄热为先。治厥阴之法，全局在矣。太阴为阴中之①阴，而主寒，故不渴寒必就湿。厥阴为阴中之阳风木内藏相火，而主热，故②消渴也风热皆就燥。太阴主湿土，土病则气陷下，湿邪入胃太阴从本病为提纲。脾布络于胃，湿溢于胃，胃中阳虚，而转阳明不实，故腹痛而自利注见太阴篇。厥阴主相火胆藏肝内，火病则气上逆火性炎上，火邪入心肝气热，则在厥阴经脉，上贯膈，撞心，心属火，二火相合，热更甚，［批］此亦谓肝乘心也。故心中疼热也心气有余，即是火也。太阴腹满而吐，食不下太阴满，为寒胀，吐为寒格。厥阴饥不欲食，食即吐蛔饥不欲食，下焦热郁知饥；水饮之邪积于胃口，不欲食。肝热犯胃，胃热甚，蛔不安，木气旺，则胃气上逆不能降，食则引动其吐，其热上升，蛔亦随之而出。同是食不下，太阴则满寒湿阻格，厥阴则饥相火上犯。同是一吐，太阴则吐食寒邪犯胃，厥阴则吐蛔肝热犯胃。又③属土属木之别也太阴与厥阴相似处，必有分别处。太阴为开，本自利而下之，则开折，胸中④结硬者，开折反合也太阴虚寒满痛，下之虚寒相搏，必变脏结、脾约、痞硬等。厥阴为合，气上逆而下

---

① 之：原作"至"，据《论翼》及下文改。
② 故：原作"而"，据《病解》《论翼》及上文改。
③ 又：《论翼》此上有"此"字。
④ 中：《论翼》作"下"。

之，则合折，利不止者，合折反开也厥阴胸中满，气上逆是热邪、水气阻于胃口，非阳明之实。误下之，阳明更虚，则利下不止矣。[批] 此节先将太阴、厥阴相似之处标出，以便初学之士临症豁然。

　　两阴交尽，名曰厥阴厥阴主十月，为阴极则阳复；厥阴主丑时，亦阴尽阳复之时，名曰阴之绝阴。三阳三阴至此经为尽处，又名阴之绝阳冬至一阳来复，绝阴之中，已有生阳内伏，是厥阴宜无热矣。然厥阴主肝，而胆藏肝内木能生火，所以深冬极寒之时，井泉温，葭灰①飞，纸鸢②起，内伏之阳暗动矣，[批] 胆为相火，藏于肝内。则厥阴热症，皆少阳之相火内发也厥阴从阳化热易③。要知少阳厥阴，同一相火少阳相火，是本病，厥阴相火是化热，胜复也。相火入④于内，是厥阴病厥阴本病，或有从少阳传入厥阴；相火出于表，是少阳病此非言少阳本病，是厥阴化热，传出少阳。[批] 少阳、厥阴皆属木，木先犯胃，故多见胃病，木克土之明征也。少阳咽干，即厥阴消渴之机；胸中苦满，即气上撞心之兆；心烦，即疼热之初；不欲饮食，是饥不欲食之根；喜呕，即吐蛔之渐。故少阳不解，转属厥阴而病危由经、腑传脏；厥阴病衰，转属少阳而欲愈从脏出腑，从里出表。[批] 得汗热退思食，温病亦然。得汗热不退，烦躁不食，即阴阳交，交者死。如伤寒热少厥微身无大热，手足稍冷，指头寒尚有微热、微厥，不欲食其症在少阳，欲入厥阴之势，至数日热除少阳之热，未得深入，欲得食热除思食，三阴不受邪矣，其病自愈者是也。[批] 太阴有系在，少阴有相持，此等亦少阳、厥

---

　　① 葭（jiā 夹）灰：即葭莩之灰，指芦苇里面的薄膜烧成的灰。古人烧苇膜成灰，置于律管中，放密室内，以占气候。某一节候到，某律管中葭灰即飞出，示该节候已到。

　　② 纸鸢（yuān 冤）：风筝。

　　③ 从阳化热易：《病解》作"少阳化热"。

　　④ 入：原作"郁"，据《论翼》改。

阴系在、相持之际。

太阴提纲是内伤寒，不是外感饮食生冷，积于中宫，内发吐利、霍乱、腹痛。厥阴提纲是温病，而非伤寒厥阴之温病，皆从相火化令，即伤寒而化温病，即冬伤于寒，春化温病之意，于①春天随受随发之风温不同。然桑菊饮、银翘散，亦厥阴少阳经药也。要知六经各有主症六经各有主方，细详《制方大法》中，是仲景伤寒杂病合论之旨也仲景杂病《金匮要略》中，伤寒方大半收入，所以治伤寒、治杂病，皆不出汗、吐、下、温、清、和六法之外。

诸经伤寒无渴症是诸经提纲俱无渴症，惟厥阴以消渴入于提纲，并非六经俱无渴症。如麻黄石膏之发汗饮水多者；小青龙之或咳或渴者；大陷胸之太阳重发汗，舌上燥而渴者；五苓散之微热，消渴，脉浮数，烦渴，汗出而渴者；小柴胡之若渴者去半夏加人参，服柴胡汤已渴者；白虎加人参之大烦，口燥心烦，渴欲饮水者；猪苓汤之渴欲饮水，小便不利，渴而呕，心烦不得眠者；文蛤汤之欲饮水不渴者；理中丸之呕欲饮水者；茵陈蒿汤渴欲饮水，小便不利者。各经俱有渴症，皆不入提纲，惟厥阴以消渴善饥而入提纲者，因厥阴之内藏相火，易于化热，先将"消渴"二字入于提纲，使后人治厥阴病，勿妄施辛热，化热化火莫制也。故少阳、厥阴两经，用药皆挟苦寒泄热，防其胜复太过耳，太阳不恶寒寒邪已去，非伤寒矣而渴内已化热，是温病矣，杂病矣②《内经》曰：热病者，伤寒之类也。《难经》曰：伤寒有五。惟厥阴伤寒风木内藏相火，虽寒，必不甚，肝木郁而不得出相火内郁，热甚于内消铄③津液，欲④窃母气以克火，[批] 欲窃母气者，求制火而可涵木，木不自焚。故渴欲饮水寒气渐

---

① 于：《余注》作"与"。于，犹"与"。

② 杂病矣：《论翼》无此3字。

③ 铄：消损，削弱。

④ 欲：《论翼》作"盗"。

解，阳气欲回，求水自滋，少少与之，其病自解。若多饮水，反停渍于胃，反成厥利矣。若饮水不能胜其燥烈，随饮随消，相火内郁，热邪深入，而成消渴，未愈之兆，当细辨之。虽内燥而求外水救者，亦有多少之分别。**若不恶寒，当作温病治之。**［批］春温风热，每项肿、胁满、作呕、不得食、口苦、咽痛、舌干、目眩、渴饮、微寒、发热。渴饮亦与少阳、厥阴、阳明同意。究属风温、温热，亦厥阴、少阳之类。因其邪初受，用药亦轻。叶天士桑菊、丹皮皆厥阴、少阳，栀豉亦阳明，诸经之脱化也。所以传足不传手，不可拘执。治病宗于伤寒为根柢①，能玲珑变化，自然活泼矣。**要知温乃风木之邪，是厥阴本病**风为阳邪，故不恶寒，**消渴是温病之本**肝邪化火，上犯肺胃，不能布敷津液而成消渴，故温邪先犯肺胃者，金畏火刑耳，**厥利是温病之变**厥阴病，亦寒火皆化。从火化，变热厥、蛔厥，下痢脓血；从寒化，变寒厥、脏厥，下利不止，皆厥阴变症也。**《内经》所谓热病皆伤寒之类，此正其类矣**此热病于风热、暑热不同，譬如冬伤于寒，春必病温，先伤寒，伏而化热病也。

　　厥阴消渴此承上章，阳气将复，**即以水饮之，所以顺其欲**顺病人之欲。**然少与之，可以平亢火**水能制火，又能生木，木有水涵，火不上炎，故厥阴消渴最宜；**多与之，反以益阴邪**微阳将复，若恣饮太多，阳反被遏，水寒渍胃，停蓄为饮，必致呕吐、痞结、心悸、厥利等。**当量其消与不消**本论云：少少与之，不可过，**恐其水渍入胃耳**厥阴全赖阳气来复，不得不慎重。若多与之，转寒病，更难疗治。此亦生死关头也。

　　渴欲饮水与饥不欲食对看，始尽厥阴病情饥不欲食，则吐蛔。尚未化火，虽消渴，心中热，未必能饮，为厥阴病之始；内热已甚，火化而成消渴，能饮水，阴从阳化，欲愈之机，为厥阴病将尽。

---

　　①　柢（dǐ底）：树木的根，引申为基础。

然从中变症多端，倘一失治，前功反弃。

手足厥冷寒邪表分未罢，阳气不得达于四肢，脉微欲绝寒邪在表，脉当弦紧。脉微欲绝，阳气已虚，是厥阴伤寒之外症其邪尚在厥阴之表。厥阴最怕化火，故不入提纲。又畏化寒，故将此症先在此节提出，是厥阴表症提纲也。当归四逆，是厥阴伤寒之表药肝为藏血之脏，肝喜柔，取桂枝汤为君，调和荣卫，先解外寒；借当归养血；佐细辛、通草直达三阴。外温经，内温脏，内外之寒皆散。以当归立名者，治肝以温血分为主。[批] 手足厥冷是表症也，脉微欲绝是里症也，当归四逆是厥阴表里之合剂也。夫阴寒如此已见手足厥、脉微欲绝，最易与四逆、通脉浑①治，而不用姜、附者，[批] 厥阴之厥逆最易浑入姜、附，然有寒厥、热厥。以相火寄于肝经，虽②寒而脏不寒厥阴经脉虽寒，厥阴本脏不寒。故先厥者，后必发热因肝之本脏不寒，相火内伏，一用姜、附，相火内燔，而见下文便脓血，口伤烂赤，吐脓血，发痈脓。恐化火胜复太过，变症遗患耳。手足愈冷，肝胆愈热内火郁结，不能外达，经愈寒，脏愈热也，故厥深热亦深厥阴之厥，有寒厥，有热厥，临证认清。寒厥者，可温散。若热深厥深，四逆散，重则白虎汤，下其无形之热，误投姜、附，祸不旋踵矣。[批] 此节言厥阴之厥逆，有寒有热，用药一误，生死立判。所以伤寒初起一二日，脉症如此者，不得遽认为虚寒手足厥冷，脉微欲绝，妄投姜、附以遗患也妄投姜、附，化热胜复太过，燎原莫制。

厥者必发热阴经受邪，无热可发，先厥而热者，阴脏实，不容寒邪内入，还之于腑。阴中有阳，故能化热于表，发热则厥止矣，热与厥相应观其厥热之多寡。厥多则阳虚不能支，则成阴厥，而无热矣，其症危；厥少热多者，其病顺，然亦不能胜复太过，厥深热亦

② 虽：《论翼》此上有"外"字。

八一

深，厥微热亦微①厥之久者，郁热亦久；厥之轻者，郁热亦轻，此四症，是厥阴伤寒之定局。先热后厥，厥热往来，厥多热少，热多厥少，此四症是厥阴伤寒之变局此四条，随人之本质，偏阳，偏阴，或从寒化，或从热化也。[批] 此节言厥阴伤寒之定局、变局。皆因其人阳气多寡而然，如太阳伤寒，亦有已发热、未发热之互辞伤寒六经，皆看其人阳气多寡，从热化，从寒化，治伤寒之大关键也。

《内经》之寒热二厥，因于内伤《内经》曰：阳气衰于下，则为寒厥；阴气衰于下，则为热厥。俱房室醉饱，而伤下焦阴阳之气，而为寒厥、热厥。就《内经》六经之厥，亦与厥阴外感之厥不同，皆从内伤而成，与本论因外邪者不同。《内经》热厥，只在足心，是肾火起涌泉之下也《内经》热厥，肾气日衰，阳气独胜，故手足为之热，与厥阴之外感脉细而厥者不同。本论热厥，因热在肝脏，而手足反寒脏热而表寒，故曰厥深热亦深重热必寒。《内经》之寒厥，有寒无热《内经》寒厥，阳气日损，阴气独在，故手足为之寒，与厥阴之外感先厥后热不同。本论之寒厥，先厥者后必发热重寒必热，寒气伤表，先厥后热，阴中有阳，御寒外出，与《内经》之阳衰于下不同。热胜则生，寒胜则死，此内伤外感之别外感寒邪，中脏而厥，内有真阳，故寒化热，阳胜于阴，邪负正胜，可生；内无阳敌，正负邪胜，厥必不回，不死何待。[批]《内经》热厥、寒厥是内伤，与外感治法霄壤之殊。

厥阴有晦朔②具合之理厥阴名曰阴之绝阴，又曰阴之绝阳，绝阴为晦，生阳为朔，绝阴之中，而藏少阳生气，[批] 病不犯手足两厥

---

① 厥深热亦深厥微热亦微：原作"热深厥亦深，热微厥亦微"，据《论翼》《伤寒论·辨厥阴病脉证并治》乙转。

② 晦朔：月末月初。此指阴初尽、阳初生的阴阳对立变化。

阴，而不能见厥；若见厥者，皆犯厥阴耳。阴极阳生如冬令而得春气，故厥阴伤寒，反以阳为主阴逢阳则生。厥少热多寒邪轻，阳气甚，是为生阳，故病当愈。厥多热少寒邪甚，阳气微，是为死阴，故病为进阳退阴进，邪胜正负则进。其热气有余者，或便脓血，或发痈脓伤寒以阳为主，热复则阴寒解散，则愈。然胜复太过，热气有余，留热不散，则伤阴络。阳邪下注阴窍，尿血、便脓血。阳邪外溢于形，身发痈脓，即伤寒留毒也。惟少阴、厥阴，见其热甚之时，先滋其阴，善其后，勿致胜复太过而贻患也，亦与《内经》热厥不同《内经》热厥，但热不寒而无变症。

阴气起于五指之里，阳气起于五指之表手阳明之脉，起于大指次指之端。足阳明之脉，入大指间，出其端。手太阴之脉，出大指之端。足太阴之脉，起于大指之端。手少阴之脉，循小指之内，出其端。足少阴之脉，起于小指之下。以此类推，手足三阴三阳，尽在于指也，[批] 手之三阴三阳，相接于手之十指。足之三阴三阳，相接于足之十指。阳气内陷，不与阴接，故厥。气血和调，营卫以行，则阴阳相贯，如环之无端也阴阳相接，本无厥症。厥阴无阳阴之绝阳，厥阴病则阴阳不相顺接，故手足厥冷阴阳离位，阳不与阴接，故肢厥。[批] 癸未年，吐泻大行，霍乱、转筋、肢厥、汗出，皆四逆、理中、通脉，俱应手而愈。经治者百余，未有一死。丙戌又起，吐泻、肢厥冷而无汗、脉伏，服四逆、理中即毙，服五苓散合藿香正气等皆愈。经治百余，活者十中八九。戊子年又起，霍乱、吐泻、肢厥、脉伏、无汗，服温剂，厥回脉起，惟水浆不入，胸膈阻塞，停五六日或三四日，起呃忒而死，后服大青叶、人中黄等解毒芳香，皆愈。癸未是寒湿霍乱，丙戌伏暑夹湿霍乱，戊子久旱干燥，温毒秽气受热霍乱。余业此七年，已遇三次，皆不同也。所以厥症者，即气闭也，用药温凉清燥，大有出入，不可见厥投温，贻误非小。辛卯吐泻、汗出、肢厥、霍乱，大渴不能饮，欲食求饮冷，皆胃苓汤加干姜、桂枝而愈。辛卯此症，七八九月江苏省死者以万计。若热少厥微，而指头寒寒邪尚浅，知病可愈阳能胜阴，厥亦即止；**手足反温者，虽下痢，必自愈**厥阴病，厥多为进，热多为退。手足反温，喜其阴尽阳复，虽下利，能发热，阳进阴退，知其利必止矣。若见厥而复利者，阴进阳退，利必作矣，**此阴阳自和，而顺接也**伤寒为阴邪，先伤其阳。温病为阳邪，先伤其阴。伤寒以通阳为急，温病以救阴为先。伤寒不但厥阴通阳为急，六经皆然。《内经》曰：人之伤于寒也，则为热病，虽热甚不死。是伤寒以热为贵也。然白虎、承气等，皆制其化热太过，并非不欲其热也，究属阳症易愈，若阴寒甚，阳气虚，四逆、理中不易救耳。**若脉微烦躁，灸厥阴，厥不还者，死。**是阴阳之气绝矣原文：伤寒六七日，脉微，手足厥冷，烦躁，灸厥阴，厥不还者，死。脉微，厥阴本脉，微而兼浮，阳渐回也；微而兼紧，阴渐进也。烦为阳生，躁为阳竭。然"脉微烦躁"四字，其病在两歧眩惑之时，热厥、寒厥难于把握，故灸厥阴五俞，通其阳。内有真阳，厥可回；内无真阳，厥不回，死无疑矣。此先哲治病疑难之处，故立诸灸法，探试之，不致误投药饵为祸。然今方脉家，不能针灸，如之奈何。三阴篇中，太阴有系在，少阴有相持，厥阴此条即系在、相持等，当留意焉。

本论①云：**诸四逆者，不可下**仲景诸四逆，不欲下，欲其阴寒还表，使从阳解也。又曰：**厥应下之，而反发汗出者，必口伤烂赤**厥虽应下，有寒厥、热厥。有后文之四逆散、白虎等汤，下其无形之热。若粗工误投辛温发汗，引热上升，发汗出，厥阴之脉，循颊里环唇，故口伤烂赤也。若误投硝、黄，直攻其肠腑，无形之热邪不去，反伤其真阳，又变厥利不回。为医者，寒厥、热厥不得不辨也。**二义不同**厥者不可下，又曰厥应下之，故不同也，**当理会上下文。**

---

① 论：《论翼》作"篇"。

盖诸四逆①，是指虚寒症言，故曰虚家亦然虚家寒厥，不可下，下之厥利更甚。厥应下之，单指热厥言②，故曰厥深热亦深。若发汗，只能引火上升，不能逐热③外散，故令口伤热深厥深，应下之。热厥若作寒厥，温散发汗，反引火上升。若以硝、黄误下，更伤真阳，反成寒厥。若手足厥冷，脉微欲绝，此外寒迫切寒邪初中，内热未起阳气虽郁，未及化热，又当发汗此条是厥阴伤寒之表症，急宜散寒邪，而通营卫之阳气，当归四逆中症也。

　　厥而脉微欲绝，是伤寒初起之脉伤寒初起，脉不紧而微，且厥已见，里虚阳弱，故不可下也，所谓不可下者是矣。脉滑而厥，是内热闭郁之脉④脉微而厥，脉促而厥，里有寒，格阳于外；脉滑而厥，里有热，格阴于外，故用白虎汤，清解里热，而厥可止，所谓厥应下之是已热厥，应下之厥。三承气切不可用。[批] 此节言热厥当下无形之热，寒厥不可下之。下之是下其热故用白虎，非下其实但热无脉实大、胸满、腹痛、胀硬、小便秘、大便硬等症，故不可用承气。泄利下重者已见下痢，本无下法，四逆散少阴热邪传经，无脉微、恶寒、下利清谷等寒症，故不用温热，当四逆散，散四逆之热邪。欲饮水数升者里热已甚，显据矣，白虎汤阳气格阴于外，防其阴气上泄，即用石膏以收之，亡阴、亡阳大有分别。此厥阴之下药，所以下无形之邪也下其热邪，非下燥屎。若以承气下之，利不止矣虚热厥，当下其无形之热。若脉实大，小便秘，腹满硬痛而厥者，

---

　　① 诸四逆：《论翼》此下有"不可下，是指伤寒脉微欲绝，此时外寒切迫，内热未起，此当发汗"25字。

　　② 单指热厥言：《论翼》作"是脉滑而厥，内热闭郁"。

　　③ 热：原作"邪"，据《病解》《论翼》改。

　　④ 若手足厥冷……是内热闭郁之脉：《论翼》无此54字。

实厥也，倘有燥矢①，又非承气不可。

诊厥阴脉，以阳为主厥阴病，能见脉浮数、浮弱、浮滑，皆阴症见阳脉，欲愈之兆。若见浮而虚大，或浮大而汗出如珠者，又属不宜，而治厥阴病，以阴为主厥阴内藏相火，若用温热，化火太过，燎原莫制，当先预防其阴竭也。[批] 厥阴表症，通阳为急；厥阴里症，救阴为先。故当归四逆不去芍药，白头翁汤重用连柏，乌梅丸用黄连至一斤，又佐黄柏六两，复脉汤用地黄至一斤，又佐麦冬八两肝为厥阴，胆为相火。过温则恐相火上亢，阴液立消。过凉则恐阴气凝结，真阳绝减。所以仲景温凉并进，使阴阳之气和平。少阴、厥阴、少阳三经，护阳和阴之方，较他经为多。[批] 仲景复脉、泻心等，阴阳并顾，能操纵在权，临症施治者，非深知仲景书者，不易用耳。要知脉微欲绝，手足厥冷者，虽是阴盛，亦不阳虚此当归四逆症，故即可表散外邪先去外之阴寒，而阳自复，而不可固里虽见手足四逆，此太阳传经之邪，表症未罢，因阳气已虚，故用当归四逆者，以桂枝汤全方，仍去太阳之邪，合当归和血，细辛温散，以和里之阳，而用通草开太阳之腑，不使其寒邪深入，仍从表而达。所云不可固里者，因俱四逆皆温里，恐里气化热，不能外透，反致热深厥深，故而当归四逆汤散四肢之寒厥，四逆散散四肢之热厥，二方有通阳和阴、疏邪解表之妙。[批] 若见四肢厥逆，而无吐利、大汗、小便不利，内中阳气未虚，临症姜、附不可误投，固其里也。脉结代、心动悸②者，似乎阳虚与茯苓甘草心悸不同，实为阴弱此复脉汤症，只可大剂滋阴，而不可温补脉来缓而时一止，曰结。脉来动而中止，不能自还，因

---

① 矢：通"屎"。《左传·文公十八年》："（惠伯）弗听，乃入，杀而埋之马矢之中。"

② 动悸：原作"悸动"，据《病解》《论翼》《伤寒论·辨太阳病脉证并治下》乙转。

而复动，曰代。皆厥阴相火内郁，肝气不舒，血脉干涩，不能流利而见此脉，非阳虚之脉。心主脉，脉之止息而结代者，心气不宁也，非阳虚之痰饮、水气而悸动也。心主血，又主脉，血脉干涩，故用复脉汤。人参、阿胶、生地、麦冬、麻仁，养血滑利之品，大剂滋阴，取甘草、大枣之甘，载药入心而生血，补离中之虚，取酒之通利血脉，生姜之横散，桂枝通阳，领群阴之药，周行经隧、络脉之中，脉道滞涩流通，心血生，结代之脉可复，心悸可宁矣。**所以然者，肝之相火，本少阳之生气，而少阳实出坎宫之真阴**厥阴司令在冬之寒水，冬至一阳来复，少阳之生气已藏于木，待初春发生蕃茂①，木欣欣而向荣者，少阳之生气，即水底之真阳。人之少阳生气，赖命门真火。《经》曰：**阳予之正，阴为之主**阴阳平秘，精神乃治，一有偏倚，重阴必阳，重阳必阴，阳胜则阴病，阴胜则阳病，阳极似阴，阴极似阳。故寒厥、热厥，阴阳不顺接之症，惟厥阴为多。[批] 阳气不偏，阴气亦静。又曰：**阴虚则无气**阴虚，孤阳断难独存。又曰：**少火生气**《经》曰：阳气者，精则养神，柔则养筋。人生赖此火而生，亦因此火而病。水火平匀，则能生长元气，**壮火食气**火壮亢盛，则能耗散元气。**审此，则知治厥阴之理矣**人之阴阳平匀，本无疾病，六经皆然。惟厥阴一经，为三阴三阳之尽处，阴阳不能顺接，更宜慎重。

　　中州四肢，皆脾所主脾行阳于四末，布津液于四傍，而主升清阳之气。**厥阴伤寒，手足厥冷，而又下利，是木克土也**脾受木克，阳气不能行于四末，则厥。清阳下陷不升，则利。**后**②**发热者，下利必自止，火生土也**阳进阴退，阳能胜阴，渐布四末，厥可回，利亦可止。**若肝火上行逼心，故反汗出，气上冲心**此肝乘心也，心不受邪，因而越之，**故咽中痛而喉为痹耳**厥阴之症，本喜阳复。

---

① 蕃茂：繁盛。蕃，《说文》："草茂也。"
② 后：《论翼》作"复"，义胜。

然厥回利止，而反汗出，咽中痛，喉为痹者，是阳复太过，阴不胜阳，阳反上升。厥阴之脉，循喉咙之后，络于舌本，故见汗出、喉痹、咽痛也。[批]此亦曰肝乘心也。**若发热而下利，汗出不止者死**发热汗出不止，阳从外亡也；下利不止，阴从内脱也。阴阳离脱，其死必矣，是阳虚①外亡，为有阴无阳，与少阴亡阳同义里寒内盛，表阳外绝，真阳顷刻无存。惟仁人之用心施治，当从四逆门中求法，或可挽回造化。**若肝火内行而入脾，火土合德，必无汗而利自止**太阴湿土，内寒甚则自利，外阳亡则自汗。阳气复则脾土温，内寒解，阳有归则汗止，阴能守则利止矣。[批]吾师曰：痢疾能见化火皆顺，即此谓也。**若发热而利不止，此肝火内陷，血室不宁，故便脓血**发热，利不止，而便脓血，阳复太过，热邪下陷，迫伤厥阴经脉之血。厥阴之脉，绕二阴之间，故见便血，而下脓血也。热迫于经，散于表，而一身尽热。[批]少阴一身尽热；太阴一身尽热，烦躁下利；厥阴发热，便脓血，俱阳复太过。三阴症见之，能脉见阳脉有神，皆顺候也。**若发热下利至甚，厥不止者死，是土败木贼，诸阳之本绝也**发热阳复，下利当愈。然发热，下利，肢厥，显然阳亡于外，六腑气绝于外，手足寒；五脏气绝于内，下利不禁。脏腑气绝，故死。然脉非空大，即沉伏也。

厥阴伤寒，有乘脾乘肺二症，疑似难明，最当详辨。一曰：伤寒腹满谵语似阳明，寸口脉浮而紧似太阳，此肝乘脾也，名曰纵，刺期门期门穴，足厥阴肝经穴也，在天容傍一寸五分，直乳上第二肋端。[批]此节论厥阴刺法。夫腹满谵语，似胃家实，然脉浮紧而不潮热，非阳明脉也故脉症不合，即疑似难明。《脉法》曰：浮而紧者，名曰弦。此弦即为肝脉矣。《内经》曰：诸腹胀大，皆属于热。又曰：肝气盛则多言。是腹满，由肝火，而谵语乃

---

① 阳虚：《论翼》作"虚阳"，义胜。

肝气盛①所发也。木旺则侮其所胜，直犯脾土，故名纵纵与横皆刺期门，肝穴，泄肝之气，免致克土铄金。

　　一曰：伤寒发热，啬啬恶寒寒在表，疑似太阳，大渴欲饮水似内有里热，疑阳明，其腹必满饮水多，不能消泄，故腹满，[批]腹满疑似太阴。此肝乘肺也，名曰横，刺期门。夫发热恶寒，似太阳之表，未经大汗津液未伤，而大渴，非转属阳明；未经妄下阳气未伤，而腹满，非转属太阴。且头不痛非太阳，胃不实非阳明，不下利非太阴，断非三经症矣。要②知发热恶寒是肺病，肺虚而肝火乘之金虚不能伐木，肝火反来刑金。脾畏木邪，水精不上归于肺土被木制，脾不能传精于肺，故大渴脾不能布精于肺，肺被肝邪挟火来刑，金燥则求水自滋，非厥阴之消渴也。肺不能通调水道，故腹满肺为化水之上源，肺热，饮水不能布散中外，积蓄腹中，故腹满。是侮所不胜，寡于畏也，故名横肝为将军之官，善斗，木气旺则克土，以上克下，曰纵。金本克木，木火反来刑金，以下犯上，曰横。二症皆肝气太旺所致。[批]木乘脾者，肝之寒邪；木乘肺者，肝之热邪也。

　　一纵而乘脾，一横而乘肺，总是肝有亢火，当泻无补，必刺期门，随其实而泻之此承上二节言之也。募原清，则三③气皆顺肺、脾、肝，表里尽解矣刺期门，泻肝之实。肺气宣通，皮毛开得自汗，恶寒、发热俱解。肺气清肃，水有化源，小便利，腹满自除，表里俱解。恨今时内科不习刺法，此等症亦不易辨。此非汗、

---

　　① 盛：《病解》《论翼》均无此字。
　　② 要：原作"恶"，据《病解》改。又《论翼》作"然"，亦通。
　　③ 三：《论翼》无此字。

吐、下、清利①俱②法所可治，故宜针庶不犯厥阴汗、下禁。［批］厥阴用针之处，不能不遵。若以汤治，亦不能效。

伤寒阳脉涩，阴脉弦中宫阳虚，木来乘土，故阳脉涩，阴脉弦也，腹中急痛者，此亦肝乘脾也亦是木克土。故先与小建中安脾肝苦急，食甘以缓之。胶饴大甘，以安中宫，继与小柴胡疏木治太阴不愈，变而治少阳，所以疏土中之木也。要知小建中是桂枝倍③加白芍以平肝，加饴糖以缓急，为厥阴伤寒驱邪发表、和中止痛之神剂也肝喜条达，以辛散之，用辛补之，以散为补也；以酸泻之，收为泻也。［批］木喜条达，以散为补，以收为泻。肝苦急，食甘以缓之。小建中，生姜、桂枝之辛，甘草、大枣之甘，倍芍药之酸，加饴糖之甘，而和中，此乃厥阴发表、驱寒、平肝、和中之先着也。［批］发奋当思临症时。不瘥者服小建中不应，中气虚而不振中宫阳气弱，服建中之温，不能逐寒外出，邪尚留连寒邪相火不能御，还入厥阴，腹中急痛。其病本险，建中一剂，痛尚不止者，继以小柴胡汤，补中发表，令寒邪④直走少阳，使有出路欲其里邪出表，阴病转阳经，所谓阴出之阳则愈也。［批］此等夹二夹三变化用方，非深明先圣之法，断难到此。仲景有一症而用两方者：在太阳，先麻黄继桂枝，是⑤先外后内法寒邪在表，用麻黄轻剂，不犯其里。汗后复烦，寒邪已入肌肉荣分，继桂枝和荣解肌，更汗之，一法也。在厥阴，先建中继柴胡，是先内后外法，亦是⑥厥阴转属少阳之机寒入厥阴，先以小建中甘温散寒，芍药以止痛，痛尚未尽，继以小

---

① 利：《论翼》作"火"。
② 俱：《余注》《论翼》作"诸"。
③ 倍：原无，据《论翼》补。
④ 寒邪：《论翼》作"木邪"，《病解》作"邪"。
⑤ 是：原无，据《病解》《论翼》及下文补。
⑥ 是：《论翼》此下有"令"字。

柴胡，补中达邪。仲景按小柴胡加减法，腹中痛者，去黄芩加芍药，其功倍于建中。

伤寒厥而心下悸者，此亦肝乘肺也。虽不发热恶寒，亦木实金虚，水气不利所致肝热犯肺，金失化源，水停于上，犯心则悸，故亦云肝乘肺也。彼腹满者以上节言，是水在中焦肺不能调水道，蓄于中焦，而腹满，故刺期门，以泻其实水在中焦，故刺之，随其实而泻之，得汗得溲，腹胀可除矣。[批] 期门在胁乳上，刺之，开上即可定下矣。此水在上焦水停心肺之间，故用茯苓甘草汤，以发其汗。此方是化水为汗，发散内邪之剂，即厥阴治厥之剂也。[批] 茯苓甘草汤，即桂枝生姜汤加茯苓、甘草也。仲景太阳篇，汗出表未和，小便不利，此条伤寒表未解，厥而心下悸，先治其水，以茯苓甘草汤，却治其厥，不而水渍入胃，必作利也。二证皆用此汤，二者见症虽不同，取桂枝、甘草补阳虚，佐生姜散外寒，则厥可回，君以茯苓，内输水道，则悸可安矣，其治法一也。[批] 与复脉汤之心悸不同。

厥阴中风之脉，与他经不同。凡脉浮为风，此云不浮为未愈，是厥阴中风，脉反沉矣凡风脉当浮，以厥阴中风，误伤寒而言也。本微缓不浮，若能见浮者，邪已还表，为欲愈；不浮者，寒邪深入，变症尚多，故云未愈。此木犹阴处寒邪入里，风入地中阳伏不升，木郁不舒故脉不浮，故未愈。微浮是风行地上，草木发陈阳出于表，寒散，脉见微浮，复厥阴风木之常，故愈也厥阴春气，寒水冬气，春回寒谷，草木萌芽，木气舒，地底之伏阳外达，而复厥阴风木之常，故厥阴之病可愈矣。[批] 肝主络于筋，如木之根在地底，故受寒在络，其气相通，易入其脏。

凡脉浮为在表，沉为在里。厥阴中风，其脉既沉，其症亦为在里。此热利下重，是厥阴中风也。太阳中风，下利呕逆，是有水气太阳汗不透，表邪不已，此乃水渍入胃，而转阳明不实，传太阴也，为寒呕寒利，故太阳有救表救里之文。厥阴中风，热利下重，是有火气少阳胆气不升，火邪下陷，风郁木中也。[批]太阳与寒水同气，厥阴与相火同气所化也。故以白头翁为主以治风白头翁临风偏静，长于驱风，连、柏为辅以清火，佐秦皮以升亢地中之风，则肝木欣欣向荣矣秦皮，出秦中，其地气极高，又木小而高，得清阳之气亦盛，故能升亢地中之气；佐白头翁之驱风，木可舒；取连、柏寒能胜热，苦以燥湿，而能坚下，热去则渴可止，风静利亦减矣。下利而渴欲饮水以有热故也，是厥阴之消渴，亦中风之烦所致也利而渴欲饮水，亦白头翁汤症也。

下利脉沉弦，是沉为在里下利脉沉为里，气滞后重也。弦为肝之本脉，木克土也。气滞木郁，土无生发之机，故下重也，弦为风脉厥阴风木本脉。[批]此节言厥阴下利，欲愈不愈之脉。弦而大风遇火脉更大，是风因火动，故利未止如炉底之风大，炉上之火更燃，热邪更甚，津液内沸，肠胃热气壅滞，利下难止。[批]此亦言厥阴化复之热，非外受之热邪也。微弱数者，是风少火微微者，弦脉已去；弱者，大脉已平；细数者，阳气渐回，邪气渐衰，故为自止。虽发热不死者，阴出之阳也下利脉微弱，身发热不甚，可愈；滞下脉大，身发热太甚者，必死。下利有微热，汗出，见中风本症，里症出表，则风从外散，故令自愈有微热汗出，阳气得通利，必自愈；设脉复紧，寒邪犹盛，故未解也。[批]喻氏逆流挽舟，亦从此处悟出。然提邪出表法，不能执一人参败毒散，则呆滞不化矣。欲愈之脉，当微浮微浮者，热去寒解，阳气已通，阴症见阳脉，为顺。若寸脉反浮数浮则表邪将解，数则内热未除，风去而热不去，尺中自涩者下焦热阻，血瘀在络，故尺中自涩也，热伤阴络阴络伤则血下溢，下溢则便血，肝血不藏，必便脓血也此乃热邪下陷入里，伤及阴络，便血，血不得归，肝不藏血也。汪琥①因无治法，将仲景黄芩汤代之，余思亦是白头翁汤症也。

厥阴中风之热利，是里有热。伤寒亦有热利②，是里有寒，[批] 此节言厥阴之寒利、热利。厥阴中风，协热下利，欲饮水，以有热故也。又热利下重者，皆白头翁汤症也。下利后更烦，按之心下濡者，虚烦也，热邪不从下解，上解也，以栀子豉汤，引热上出，吐之可解。伤寒六七日，大下后，寸脉沉而迟，手足厥逆，下部脉不至，咽喉不利，吐脓血，泄利不止者，此乃阴气虚，阳气陷，阴阳上下并受其病，虚实冷热，浑淆不清，此伤寒之坏症也，故曰难治，以麻黄升麻汤主之。下利谵语，有燥屎也，宜小承气汤。此等皆厥阴条下，里有热之下利也。[批] 厥阴里有热之下利症。若大汗出，热不去，内拘急，四肢疼，又下利，厥逆而恶寒；若大汗、大下利而厥逆，此二条四逆汤症。下利清谷，里寒外热，汗出而厥者，通脉四逆汤症也。此等厥阴条下，里有寒之厥利也。[批] 厥阴里有寒之厥利症。又与厥利不同热利虽利不厥。厥利见发热则利止阴邪内陷，肢厥而利，见发热者，阳气已通，厥回则痢亦止矣。伤寒六七日不厥③已有六七日不厥者，阴邪不盛，正气已虚，阳气未败，犹能与邪气支吾④也，便发热而利若发热下利并见，显然阴盛于内，格阳于外矣，[批] 发热，脉不回而沉伏者，防其阴极是阳也。汗出不止若发热下利，汗出不止，阴从下脱，阳从上脱，[批] 此寒利，与厥利不同。是外热内寒，故谓之有阴无阳发热而利，骤然而至，加之汗出，阳气顷刻而尽，故谓

---

① 汪琥：清代医家。字苓友，号青溪子。江苏苏州人。于伤寒学颇有造诣，有《伤寒论辨证广注》《中寒论辨证广注》《痘疹广金镜录》《养生君主编》等多种著作行于世。

② 热利：《论翼》作"协热利"。

③ 厥：《论翼》《伤寒论·辨厥阴病脉证并治》作"利"。

④ 支吾：对付，应付。

有阴无阳，其死可知。此等症若用大剂四逆加参、通脉四逆，或加人尿、猪胆，斟酌出入，可挽回二三。若疑而不决，见其面红，假渴饮冷，不但误进凉剂，即用轻剂辛温，多致不救，此乃厥阴亡阳症也，与太阴、少阴亡阳同例。[批] 治真病、实病易，治假病、虚病难。若遇此等格阳、戴阳之假热，当细审脉息之虚、大、沉、细，渴之能饮不能饮，痢之新久，元气之盛衰。合而详之，自有把握。要知《内经》之舌卷囊缩厥阴之脉，绕喉咙，系舌本，下过阴器，故热盛阴伤，舌卷囊缩也，是有阳无阴此厥阴之亡阴症也，**故热虽盛而可治**①伤寒以阳为重，有阳可生。此等非大剂滋阴救液，不能挽回十中一二。若临症不决，一进表散，香燥辛温，顷刻而死，余见温病中最多。余每以三才、复脉等加减救之，能战汗，阴回热退。所以伤寒传足不传手，温病传手不传足，断不可拘矣。温病中，阳明之白虎、承气，少阴之复脉、黄连阿胶，厥阴之椒梅、白头翁等汤，皆从足经治。古人治法，并不拘于足经手经，以见病治病，方无遗憾。[批] 此有阴无阳，有阳无阴之症，治活者不易。

阴阳易之为病病将愈，而夫妇交接，则感其余热而生病。男子病后，其病传与女者，为阳易；女子病瘥，其病传与男者，为阴易。热毒藏于骨髓之中，无繇②发泄，交感之后，气脉两虚，故易于传不病之人，故病名谓阴阳易，即交易之义也，[批] 此节言阴阳易病。**本于厥阴之欲火始也**肝主疏泄，因肝火之动，**致伤少阴之精继也**③。[批] 余每见温病热藏骨髓，大剂滋阴，战汗数日而出者。**少阴之精不藏**肝主疏泄，肾主秘藏，肝火内动，肾精不藏，**厥阴之火不羁**。[批] 精泄则水不能养木，肝火更不能静矣。**所以少腹里急，阴中拘挛**

---

① 可治：《论翼》此下有"厥阴下利，有因厥而利者，有协热而利者，有内热而利者，总属于热，乃相火挟风木而为患也"36字。

② 繇：通"由"。《尔雅·释水》："繇膝以下为揭，繇膝以上为涉。"

③ 继也：原无，据《余注》《论翼》及上文补。

淫情相火一动，百脉驰纵，病人之余邪，得以乘虚投隙而入，故见少腹里急，阴中拘挛，热毒之气内攻也，**热上冲胸，眼中生花**虚阳生热而上蒸也，**身重少气**真元亏而困倦也，**头重不欲举**气少不能运躯，故身体皆重，皆厥阴相火为眚，顿令无病之人，筋脉形气为之一变。**此即瘟疫传染，遗祸他人之一症也**不病伤寒，而病传易，此所谓遗祸他人。病后不但房劳复，即传易阴阳，亦当谨慎。康子馈药，孔子拜受，不敢饮，圣人慎疾之道，概在其中矣。今人医不择方，饮食不节，起居失常，纵饮恣欲，喜怒不定，皆将有用之材，销摩①名利、药石、粉黛之中②。所以往往病后房劳复、食复、劳复、阴阳易等，戒之严③，犯之多也。慎疾之道，无须言矣。阴阳易，肝火为病，故集于厥阴条下。

---

① 销摩：同"消磨"。摩，磨损。
② 黛之中：原页缺损，据《余注》补。
③ 戒之严：原页缺损，据《余注》补。

卷 七

制方大法第七

凡病，有名有证，有机有情。[批] 症者，证也。以此为证。如中风、伤寒、温、暑、湿、痉等类，此为名也。外有头痛、身热、腰痛，内有喘咳①、烦渴、吐利、胀满，所谓证也。其间在表在里，有汗无汗，脉沉脉浮，有力无力，是其机也。[批] 脉之有力无力。此时恶寒恶热，苦满喜呕，能食不欲食，欲寐不得卧，或饮水数升，或漱水不欲咽，皆病情也医之四诊，皆不可疏忽。然"喜"、"苦"等字，欲寐不得寐，能食不得食，皆病中之情，又在四诊之外。临诊时，细心审察，伤寒之阴阳虚实，正反真假，如指南之针，毫无眩惑矣。因名立方者，粗工也以方凑病。据症定方者，中工也认症立方，尚有定见。于症中审病机，察病情者，良工也能在症中随机应变，体察情由，活泼泼地，目到心到，笔到意到，勿愧良工。仲景制方，不拘病之命名仲景一方治病多条，若以方凑病，仲景之方本无处着笔矣，惟求症之切当，知其机，得其情，凡中风、伤寒、杂病，宜主某方，随手拈来，无不合法，此谓医不执方也仲圣立方，本不拘病，外感六气，内伤七情，一切杂症，细读《金匮》，自知《伤寒》方大半收入理中，自能化裁。奈近时不喜读汉唐等书，反读浅近之书，仲圣之法渐废。余今释此者，欲为初学之士，定伤寒之规模，不堕仲圣之法，病家幸甚，

---

① 咳：原无，据《病解》《余注》《论翼》补。

医家幸甚，虽明家责余僭妄①，余不敢辞其罪矣。

今谈仲景方者，皆曰桂枝汤治中风不治伤寒，麻黄汤治伤寒不治中风，不审仲景此方主何等症，又不察仲景何等症，用何等药，只在中风、伤寒二症中相较，青龙、白虎命名上敷衍，将仲景活方活法为死方死法矣仲景自序曰：勤求古训，博采众方，为伤寒杂病一十六卷。可见昔日伤寒杂病异轨同辕，而著书之时，因救误为多，变症错杂，必无循经现症之理，随症立方，本无一定次序。方虽有一定之章程，病无一定之治法，方之治病有定，病之变迁无定，知其一定之治法，随其病之千变万化。解肌，发汗，攻邪，散痞，逐水，驱寒，温中，除热，虽各有主方，加减轻重，各有条理法度，见病施方，自然信手拈来，无不合法。所谓圣人能与人规矩，不能使人巧，若胸无把握，仲圣诸法亦属徒然。[批] 吾师曰：《内》《难》等经，即六经《语》《孟》也。仲圣等方，即昔时之《公》《谷》《国语》也。今之症者，即文字之题也。临症所云方案者，即今时之时艺八股也。岂有不读六经《语》《孟》，而能解题者；岂有不识题情，而能作文者。近时读浅近医书数种为医者，即如今人不读古书，专攻时艺，徼②幸功名一般。

仲景立方精而不杂，其中以六方为主汗、吐、下、和、寒、温，诸方从而加减焉。凡汗剂皆本桂枝麻黄、青龙、葛根等附焉，吐剂皆本栀豉栀子诸汤、瓜蒂等附焉，攻剂皆本承气抵当、陷胸、十枣、白散等附焉，和剂皆本柴胡大柴胡、柴胡加芒硝，虽云攻剂，亦和剂也，寒剂皆本泻心白虎、黄连阿胶、茵陈蒿等附焉，温剂皆本四逆理中、真武、附子等附焉。浑而数之，为一百十三方者，

---

① 僭（jiàn见）妄：越分而狂妄。僭，超越本分。
② 徼（jiǎo角）：通"侥"。《左传·哀公十六年》："以险徼幸者，其求无厌。"

未之①审也此六剂为方之纲领，是一定章程。

六经各有主治之方如太阳之桂枝、麻黄、青龙等，阳明之栀豉、白虎、承气等，少阳之小柴、大柴胡等，太阴之理中、四逆等，少阴之麻黄附子细辛等，厥阴之乌梅丸等，皆六经②正面之主方。然而其中变化，精思妙用，后文条分缕悉，初学之士须细参之，而他经有互相通用之妙。［批］他经互相通用，俱仲景用方之活法。如桂枝、麻黄二汤，为太阳营卫设，而阳明之病③在营卫者，亦宜之太阳、阳明经虽有二，营卫则一也。原文：阳明病，脉迟汗多，微恶寒者，表未解也，可发汗，宜桂枝汤。阳明病，脉实者，宜下，大承气汤④；脉虚浮者，宜发汗，桂枝汤。太阴病，脉浮者，宜发汗，桂枝汤。阳明病，脉浮，无汗而喘者，发汗则愈，宜麻黄汤。太阳与阳明合病，喘而胸满者，不可下，病在上焦，宜麻黄汤。此等处皆从脉浮，或浮紧，或虚浮，其邪尚在表分，肌肉荣卫之间，虽属阳明、太阴、桂枝、麻黄皆可斟酌用之。此所谓从脉不从症也。真武汤为少阴水气设，而太阳之汗后亡阳者，亦用之太阳病，发汗出不解，其人仍发热，心下悸，头眩，身瞤动，振振欲擗地者，真武汤主之。此方镇伏肾水，挽回阳气，不言脉者，从症不从脉也。四逆汤为太阴下利清谷设，太阳之脉反沉者，亦宜之病发热头痛，脉反沉，若不瘥，身体疼痛，当救其里，宜四逆汤。此等发热头痛，身体疼痛，全是太阳表症，因脉反沉，见里寒外热矣，故用四逆救里，皆从脉不从症也。如见下利清谷，四肢厥逆者，本是四逆之正面矣。［批］从脉不从症，从症不从脉，俱是仲景治病活法。五苓散为太阳消渴水逆

---

① 之：原作"知"，据《病解》《余注》《论翼》改。
② 六经：原无，据《病解》《余注》补。
③ 病：原无，据《病解》《余注》《论翼》补。
④ 大承气汤：原无，据《病解》《余注》补。

而设，阳明之饮水多者，亦宜之小便数者，大便必硬，不更衣十日，无所苦也。渴欲饮水，少少与之，但以法救之。[批]不更衣，十余日无所苦，此乃上焦不能化津液与下，全燥不能生水，故少少与之水，待其津液布敷于下，自然更衣。渴者，五苓散主之。此属阳明之饮水多者。如霍乱头痛发热，身疼痛，热多欲饮水者，五苓散主之。此乃表里同治法也。所以仲景之不拘病立方也。**抵当汤为太阳瘀热在里设，阳明蓄血者，亦用之**阳明症①，其人喜忘者，必有蓄血，所以然，屎虽硬，大便反易，色必黑，宜抵当汤下之。此乃旧病，非伤寒所得之病。血蓄于中，血随便下，用此汤者，借用法也。足见仲景用方之活泼也。**猪苓汤为少阴下利设，阳明病小便不利者，亦宜之**阳明病，若脉浮发热，渴欲饮水，小便不利者，猪苓汤主之。此症与阳明之饮水多仿佛，何不用五苓之桂、术，反用猪苓之阿胶、滑石，因胃中燥甚，不敢桂、术伤津，而用胶、石②之滋润，佐以苓、泻之泄热，小便利则阴液不伤。仲景用方，如神龙变化，不测之妙。**瓜蒂散为阳明胸中痞硬设，少阴之温温欲吐者，亦用之**少阴症，饮食入口则吐，心中温温欲吐，复不能吐，始得之，手足寒，脉弦迟者，此胸中实，不可下也，当吐之。此等症，察病情，切脉息③，欲吐不欲④吐，显然无物可吐，脉弦迟者，显然阳气闭郁，脉弦硬而迟也。寒饮停胸，阳不外达，借其一吐而通阳，寒邪立解。所以《本草》瓜蒂治病在胸腹中，皆可吐之。此等皆借用法。**合是症，便用是方**此所谓何等症用何等方药，不可拘执也。**方各有经**方虽分六经主方，而用**可不拘**若拘于六经，**倘并病、合病、杂病何如，是仲景法也**见病立方，是仲景活法也。**仲景立方，只有表里、寒热、虚实之不同**为

---

① 症：《余注》作"病"。
② 因胃中燥甚……而用胶石：此15字原无，据《病解》及文义补。
③ 察病情，切脉息：《病解》《余注》作"见情从脉"。
④ 欲：《余注》作"得"，义胜。

医者，能将此六字分清亦非易事，[批]六字之中，虚实两字更不易辨。若能虚实两字分明，六字皆豁然矣。并无伤寒、中风、杂病①之分别。且风寒有两方选用之妙桂枝麻黄各半汤、桂枝二麻黄一汤、桂枝柴胡汤等法是也，表里有二方更换之奇急当救里，宜四逆汤；急当救表，宜桂枝汤。表里二方，更换之速，足见治病不得拘执是也。其余桂枝大黄汤、柴胡加芒硝汤等，又是表里兼治法矣。或以全方取胜譬如麻黄、桂枝、葛根、白虎、理中、四逆等，皆主方不加减者，即用全方也，或以加减凑功病有变端驳杂，方亦不能不加减而治之。仲景本方条下加减法：如小青龙汤，若微利者，去麻黄加荛花；若渴者，去半夏加栝楼；若噎者，去麻黄加附子；若小便不利，少腹满，去麻黄加茯苓；若喘者，去麻黄加杏仁。如小柴胡汤，若胸中烦不呕，去半夏、人参加栝楼实；若渴者，去半夏加人参、栝楼根，治消渴；若腹中痛，去黄芩加芍药；若胁中痞硬，去大枣加牡蛎；若小便不利，②去黄芩加茯苓；若不渴，外有微热，去人参加桂枝，温覆取汗；若咳者，去人参、大枣、生姜，加五味、干姜。如通脉四逆汤，面赤者加葱九茎；腹中痛，去葱加芍药；呕者加生姜；咽痛者去芍药加桔梗；利止脉不出者，去桔梗加人参。如四逆散，咳者加五味子、干姜，并主下利；悸者加桂枝；小便不利加茯苓；腹中痛者加附子；如泄利下重者，先以水五升，煮薤白。如理中汤，若脐上筑者，肾气动也，去术加桂；吐多者，去术加生姜；下多者，还用术；腹中痛者，加人参；寒者加干姜；腹满者，去术加附子。如真武汤，若咳，加五味、细辛、干姜；若小便利者，去茯苓；若下利者，去芍药加干姜；若呕者，去附子加生姜。仲景原方加减法，出入殊有精义，一味不得苟且。如桂枝附子去桂加白术汤，大便硬，小便利，去桂；大便

① 中风杂病：原作"杂病中风"，据《论翼》乙转。

② 若小便不利：《伤寒论·辨太阳病脉证并治中》作"若心下悸，小便不利"。

不硬，小便不利，加桂、附子。此一方二法也。[批] 仲景一症，因用何方，有何病，当加减何药，在何经，当加入何品，丝丝入扣，无一毫苟且。况读后条，一一论明。此皆本方条下之加减法也。[批] 此谓方内之方。其余从本①方脱化，另立方名者，徐洄溪所集《伤寒类方》，桂枝汤类一十九方，麻黄汤类六方，葛根汤类三方，柴胡汤类六方，栀子汤类七方，承气汤类十二方，泻心汤类十一方，白虎汤类三方，理中汤类九方，四逆汤类十一方，五苓散类四方，皆从主方脱化，亦加减法也。[批] 此谓方外之方。又杂类二十二方，从中俱有法度。仲景一百十三方，用药不过九十余味，变化出入，如盘走珠，千古之病，无所不治。今人动笔云某方加减，毫无法度，徒乱先圣章程，所以古方加减，不可轻言也。**后人论方不论症**虽论方，不识症，如能读文，而不能解题。虽识症，而不能立方，如能解题，不能作文。论方论症，胸无把握，徒然无益，**故反以仲景方为难用耳**然诸先哲之方，治病皆可，若遇危险之际，非仲圣之法，不能挽回。余屡试验，皆收入祖方得效中，观之，初学自然晓畅。[批] 用药如用兵，不在多而在精；选方如选将，不在猛而在稳。治病如见机行阵，若非知己知彼，断不可用药冒险而偾事也。

　　桂枝汗剂中第一品也桂枝色赤，通心，温经，味甘能益气生血，辛能扶阳，解散外寒，内辅君主，化心液而为汗，故麻黄②、葛根、青龙等，凡发汗御寒者，咸用之。惟桂枝汤，可不用麻黄；麻黄、葛根、青龙等剂，不可无桂枝，故谓发汗第一品也。**麻黄之性，直透皮毛，生姜之性，横散肌肉，故桂枝佐麻黄，则开玄府**麻黄透汗，亦借桂枝之佐，**而逐卫分之邪**麻黄中空外直，气猛，中孔细如毛窍，形如骨节，体轻，故取其直达皮毛，逐卫分之邪，得汗，

---

① 本：《病解》作“主”。

② 黄：原无，据《病解》《余注》补。

皮毛骨节之邪尽解，令无汗者有汗而解，故曰发汗。桂枝率生姜，则开腠理，而驱营分之邪，令有汗者复汗而解，名①曰解肌。解肌者，解肌肉之邪也。正在营分麻黄性猛，邪在初至，一汗可解，若汗后仍不解，不可再汗。邪渐入里，表气已虚②，故取桂枝汤，调和营卫肌肉之间，再得微汗而解。如表已虚，邪尚甚③，仲景桂枝麻黄各半汤、桂枝二麻黄一汤，从中临症加减，各有妙理。如热郁汗出而喘，麻杏石膏甘草汤；汗不出、烦躁之大青龙汤；发汗未透、心下有水气之小青龙汤；少阴脉沉、发热之麻黄附子细辛汤；少阴无里症、欲微发汗之麻黄附子甘草汤；伤寒瘀热在里、发黄之麻黄连轺赤小豆汤；上热下寒、咽喉不利、唾脓血、下利之麻黄升麻汤。解表，温里，泄水，定喘，各有妙用，皆假麻黄之性，引导之速。今人将麻黄不用，如一猛将，置之闲地。当用之症，不得不用之，一战成功。若不当用而妄用，又浪战而取败矣，何立三纲者，反云麻黄主营、桂枝主卫耶麻黄，气厚者，阳中之阳。桂枝，气味兼有，阳中之阴。麻黄之发表，桂枝之解肌调和营卫，不言而喻矣，何必颠倒多辨。麻黄汤不言解肌，而肌未尝不解发汗即是解肌。桂枝汤之解肌，正所以发汗无汗肌肉之邪何解。要知桂枝、麻黄，发汗分深浅之法，不得以发汗独归麻黄所以后文之④麻黄发表中急剂，桂枝即发表之缓剂也，在深浅轻重之间，不得以解肌与发汗对讲解肌即是发汗，发汗即是解肌，皆有深浅不同，不得解肌、发汗分讲。后人论方不论药，只以二方为谈柄，而置之不用也若不将逐味药性研究用法，徒知二方之名，无起用之日，如贤才遭弃，良可叹也。

[批] 自温病一行，吾吴中医家病家畏麻黄、桂枝如虎。有某年之病非麻黄不

---

① 名：《论翼》作"故"，义胜。
② 表气已虚：原无，据《病解》《余注》补。
③ 尚甚：《病解》《余注》作"未尽"。
④ 之：《病解》《余注》作"言"，义胜。

愈，吴中名医陆某，不能挽回此风，故将麻黄煎水浸渍大豆卷中，可使病家不畏麻黄之性猛，实讳药治病之苦衷也。今吾吴诸医又云大豆卷为发汗药，实麻黄水，已年久不用。何不读《药性》《神农本草》。有此谈柄，皆耳食之学。若云豆卷能发汗，吾吴所食黄豆芽作羹，岂不要大汗亡阳也。可发一笑，往往不解药性如此。见于《吴医汇讲》中。

凡风寒中人，不在荣卫，即在腠理风寒初中，躯壳先受，故不离营卫、肌肉之间。仲景制桂枝汤，调和营卫先调营卫，使寒邪得汗而解；制柴胡汤，调和腠理邪若再深一层，不得发汗而解，当以扶正托邪，使其外解，可不传于里。观六经症外，仲景独出桂枝症、柴胡症之称，见二方任重此二方，先保城垣，而御①逐初至之寇，不致入里内乱。若失此二法，邪陷入里，则手忙脚乱矣，不可拘于经也《内经》治法，只有正者正治，反者反治。用热远热，用寒远寒，用凉远凉，用温远温。发散不远热，攻里不远寒。不远热则热病至，不远寒则寒病至。治热以寒，温而行之；治寒以热，凉而行之；治温以清，冷而行之；治清以温，热而行之。木郁达之，火郁发之，土郁夺之，金郁泄之，水郁折之。气之胜者，微者随之，甚者制之。气之复者，和者平之，暴者夺之。高者抑之，下者举之，有余折之，不足补之，坚者削之，客者除之，劳者温之，结者散之，留者行之，燥者濡之，急者缓之，散者收之，损者益之，逸者行之，惊者平之。汗之、吐之、下之、补之、泻之，久新同法。逆者正治，从者反治。反治者，热因热用，寒因寒用，通因通用，塞因塞用，必伏其所主，而先其所因，其始则同，其终则异，可使破积，可使溃坚，可使气和，可使必已。诸寒之而热，取之阴；诸热之而寒，取之阳，所谓求其属而衰之也。[批] 反治者，如热深厥深、格阳、戴阳之类。诸寒之而热，热之而寒，化热化寒症也。以此推之，先圣治病，为见病治病为真

① 御：《病解》《余注》无此字。

谛，不必过于拘方、拘经太过也。惟太阳统诸阳之气，六经表症咸属于太阳，故柴胡汤得与桂枝汤对待于太阳之部。桂枝本为太阳风寒设，凡六经初感之邪，未离营卫者，悉宜之。柴胡本为少阳半表设，凡三阳半表之邪，逗留腠理者，悉宜之太阳行身之背，少阳行身之侧，为一身之屏藩。外邪初至，不伤营卫，即伤腠理。所以仲景太阳症，麻黄汗之不已，以桂枝和之，再汗而解。若逗留腠理，即以柴胡扶正却邪，和解之，使其由少阳而解，恐其入里。此仲景治病汗后表虚正弱，不得再汗之苦衷也。仲景一书，最重二方，所以自为桂枝注释，又为小柴胡注释仲圣桂枝中，服药须臾，啜热稀粥一升余，以助药力。温覆令一时许，遍身漐漐微似有汗者益佳，不可令如水流漓，病必不除。所啜热稀粥者，取谷气入胃生津，助正化汗，托邪出表也。漐漐微似有汗者，使其营卫和，其邪自解也。若汗如水流漓，则动营气，卫邪仍在，正气渐虚，邪气渐陷。〔批〕微似有汗者，阳气已舒，寒邪渐散，阴液、正气不伤。如水流离，正虚，液伤，邪乘隙入里矣。照仲圣治法，伤寒不禁米粥①，而禁妄汗矣。然吾吴中，今时皆与仲圣相反，一见寒热，先禁饮食，连进发汗，再厚覆絮被，使病人大汗不止，津液告竭，胃气空虚，邪从内陷。误汗禁食，变症百出，岂读②仲圣之书哉？仲圣桂枝与小柴胡汤二方，用处极多，加减治法亦多，能深求其注释之③义，则变化生心矣。桂枝有疑似症，柴胡亦有疑似症伤寒六七日，发热微④恶寒，支节疼痛，此似太阳症。微呕、心下支结，此似少阳症。外症未除，少阳症已见，太阳未罢，仲圣以柴胡桂枝汤主之。以此类推，少阳太阳疑似

---

① 米粥：《病解》《余注》作"食"。

② 读：《病解》作"未读"，义胜。

③ 注释之：《病解》无此3字。

④ 微：原无，据《伤寒论·辨太阳病脉证并治下》《病解》《余注》补。

处极多，临证加意焉。桂枝亦有坏症，柴胡亦有坏症。桂枝症罢，桂枝不中与矣，而随症治法，仍不离桂枝方加减。柴胡症罢，柴胡不中与矣，设法救逆，仍不出柴胡方加减桂枝、柴胡中坏症极多，皆误治之坏症为多。如随症施治，设法救逆，虽桂枝、柴胡原方不中与矣，然病未出此二经，亦不能出此二方之范围。如桂枝甘草龙骨牡蛎汤，桂枝去芍药加蜀漆龙骨牡蛎救逆汤，柴胡亦有柴胡加龙骨牡蛎汤；桂枝有加大黄汤，柴胡有加芒硝汤。以此类推，仲景之方，救误者为多。

麻黄汤症，热全在表寒伤在表化热，故急宜汗解。桂枝之自汗，大青龙之烦躁，皆兼里热邪深热郁。〔批〕麻黄急解表热之方，桂枝、大青龙解表兼清里热之方。〔批〕麻黄治表热，桂枝治里热之浅者，大青龙治里热之深者。仲景于表剂中，便用寒药以清里。自汗是烦之兆热在营卫尚浅，躁是烦之征热郁在里已深。汗出则烦得外泄，故不躁有汗出，热尚有泄处，虽烦不躁，宜用微寒酸苦之味以和之自汗，表分已疏，恐汗漏不止，阳亡而阴竭，故用芍药酸苦存阴固表也。汗不出则烦不得泄，故躁无汗，表密化热不得外泄，故躁，宜用大寒坚重之品以清之汗不出，烦躁者，表密热深，邪郁不及从表而达，急当清热，不致变斑黄狂乱症也。夫芍药、石膏是里药救里之药，今人见入表药中，不审表中有里，因生疑畏，当用不用当用凉药清里，而不用者，至热并阳明，而斑黄狂乱，是不任大青龙之过也若不早除里热，热不得从汗泄，瘀热在里则发黄，医再不任茵陈栀子大黄、麻黄连翘赤小豆等，热结阳明，斑黄狂乱立见矣。仲景于太阳经中，用石膏以清胃火，是保阳明之先着；加姜、枣以培中气，又虑夫转太阴矣先哲治病，先保未受邪之地。如治温病之桑菊饮中，加生地、麦冬、丹皮，先防其气分之热陷入血分也；白虎汤之加生地、玄参者，防其阳明之热陷入少阴也。治病先保未受邪之地，无论何病，千古一例，诸病皆然，不得以言喻也，圣人不治已病而治未病，须临症时慧心自悟耳。

青龙、柴胡，俱两解表里之剂。小青龙重在里症，小柴胡重在表症，故小青龙加减，麻黄可去；小柴胡加减，柴胡独存小青龙加减五法，四法皆去麻黄；小柴胡加减七法，皆不去柴胡也。二方加减，已录于前。盖小青龙重在半里之水小青龙专治水气。盖汗为水类，肺为水源，邪汗未尽，必停水于肺胃之间，病属有形，非一味发散而能除。仲景之加减而去麻黄者，不欲动阳，引水上升，使水下泄也，小柴胡重在半表之热也小柴胡重在半表之热，因其邪陷正虚，易于入里，故清热中助以扶正托邪外出，故不去柴胡者，欲其邪仍从少阳表分解也。

小青龙治伤寒未解之水气，故用温剂，汗而发之水气蓄于心下，尚未固结，水邪射肺，肺合皮毛，故作喘咳，当发汗、宣通肺气，汗出则水邪亦解。[批]小青龙治胸中内郁之寒，大青龙治胸中内郁之热；小青龙治胸中寒水，大青龙泄胸中热水也。十枣汤治中风已解之水气，故用寒剂，引而竭之小青龙治水，水在将停未停之际，尤可从表解也。十枣汤症，不恶寒，汗出表已解，而蓄水泛溢，横溢上下，上走咽喉呕逆，下走肠胃而下利，若不峻剂直折之，中气不支矣。此寒水、风水之异治也。小青龙之水，动而不居因发汗未透，所停之水，即未出之汗，可聚可散，故动而不居也。五苓散之水，留而不行邪水凝结于内，水饮拒绝于外，内不得下泄，外不得化汗，故为留而不行。故使桂枝温开玄府，微发其汗；苓、泻之淡渗，逐水下行，留而可去也。十枣汤之水，纵横不羁水气上攻于脑，下攻肠胃，浩浩莫御，非锐剂直折不可矣。大陷胸之水，痞硬坚满太阳之热内陷，于水相结为结胸，故用甘遂、葶苈下其水，硝、黄下其热，使其热化水泄，痞硬坚满自消矣。真武汤之水，四肢沉重肾中真阳不足，膀胱寒水之府无阳能化，不能行水，水积于皮肤、四肢①。水为阴邪，此汤加减虽多，皆不出温肾蒸动肾阳之妙。**水气为患不同，所以治法各异**太阳为寒水之府，积水治法，不出太阳一经，然上中下三焦当分治。肺为水之上源，膀胱为水之下渎。在高者，散而行之；在下利②而行之。各有理法，妄施则难效。[批] 肺为化水之上源，膀胱为水之下渎，三焦为决渎之官。治水之法，皆不出宣肺气、渗膀胱，兼发汗而通三焦。《内经》开鬼门、洁净府，两言尽之矣。

林亿云宋光禄卿，朝散大夫：**泻心本名理中黄连人参汤。盖泻心疗痞，正是理中处。当知仲景用理中，有寒热两法，一以扶阳，一以益阴也**仲景黄连汤一方，兼乎泻心理中、少阳太阴之间，苦以泄热，辛可通阳。少阳防其热邪入里，甘药中必兼苦寒；太阴防其真寒内发，甘药中必兼辛热。惟甘之一味而不更者，理其中也。细读仲景泻心、理中、黄连、旋覆代赭等汤，理中焦之法，见其大概矣。每见今人泻心、黄连等方，用者难得其巧耳。[批] 理中有寒热两法。

邪在营卫之间，惟汗是其出路，故立麻黄、桂枝二方。邪在胸腹之间，惟吐是其出路，故立瓜蒂、栀豉二方。瓜蒂散主胸中痞硬，治在上焦。栀豉汤主腹满而喘，治兼中焦瓜蒂散治寒邪痰饮，结在胸中，手足厥冷，痞硬气冲③，咽喉不得息，急宜吐之，通其阳。栀豉汤治余邪内陷，懊憹虚烦，余热痰涎，留连胸腹肺胃之间，借此一吐，而余热留邪皆去。**犹麻黄汤之主皮肤，桂枝汤之主肌肉也。瓜蒂散，峻剂也**瓜蒂散专于引吐，若误吐则伤肺胃津液，**犹麻黄之不可轻用**麻黄汤专于发汗，误汗伤津邪陷。[批] 若吐

---

① 水积于皮肤四肢：《余注》作"水积于中，溢于皮肤、四肢"。
② 利：《病解》《余注》作"温"。
③ 痞硬气冲：原无，据《病解》《余注》补。

之不当，恐气逆而变他症。误汗变症极多，故二方不能轻用。栀豉汤，轻剂也栀豉治虚烦，非专于引吐，犹桂枝汤可更用也无妨桂枝汤调和荣卫，非专于发汗也。故太阳表剂，多从桂枝方加减；阳明表剂，多从①栀子汤加减发表不远热，桂枝发表御寒之缓剂也。攻里不远寒，栀子攻里泄热之轻剂也。阳明用栀子，犹太阳之用桂枝，既可用之以驱邪，即可用之以救逆桂枝加减救逆之症②，误汗者为多；栀子加减救逆者，误下者为多；一太阳表邪未尽，不能离乎桂枝。一阳明热邪未尽，仍不能离栀子。细读仲景原文，自然晓畅。今人但知汗为解表，而不知吐亦为解表，知吐中便能发散之说，不知所以当吐之义。故于仲景大法中，取其汗下，遗其吐法耳观此条仲景治病，表里深浅，无厘毫之失，即胸腹上下，分寸不得逾耳。观此用麻黄、桂枝、瓜蒂、栀豉，仲景一百十三方之用法，亦能见其大概矣。今时见用吐法者极少，惜哉。

少阳为枢，不全在里，不全在表半表半里，可出可入。仲景本意重里邪陷则重，邪出则轻。仲景重里者，恐邪入三阴耳，故③柴胡所主，又在半表，故必见半④表病情，乃得从柴胡加减仲圣见少阳症不尽，不肯离柴胡者，欲留邪少阳，仍从少阳出表也。如悉入在里，则柴胡非其任矣如邪已过少阳，则入里，则用小柴胡无益矣，宜治其里，宜泻心辈，故柴胡汤称解表之方柴胡汤虽有参、草之里药，仲圣重在里，然表症已尽⑤，柴胡不中与矣。所以⑥生姜泻

---

① 从：原无，据《论翼》补。
② 之症：《病解》《余注》作"者"。
③ 故：《论翼》作"而"，义胜。
④ 半：原无，据《论翼》补。
⑤ 表症已尽：《余注》作"表邪入里"。
⑥ 以：原无，据《病解》《余注》补。

心、半夏泻心，即小柴胡①汤去柴胡加黄连、干姜是也。黄连汤即小柴胡汤去柴胡、黄芩，加干姜、黄连、桂枝是也。旋覆代赭汤，即小柴胡汤去柴胡、黄芩，加旋覆、代赭是也。仲景柴胡汤虽重于里，实重于半表。邪离少阳，悉入在里，急去柴胡，而用泻心诸法，急防少阳邪陷，痞满结胸。然甘草、生姜、半夏三泻心，皆不出小柴胡之范围。足见仲圣治病，表里上下，不逾厘毫分寸也。仲景泻心诸法，攻补兼施，寒热互用，或一药治两症，或两药治一症，错综变化，无不神奇，皆本《内经》立方之法，诸药性又与《神农本草》所载皆合。学者能于此等方②中讲求理法，而推广之，则操纵在我矣。[批] 如悉入在里，即治其里。仲景泻心虽治里，尚不欲其入里也。

　　小柴胡虽治在半表半里，实以理③三焦之气，称枢机之剂三焦为枢机，是水火游行之道，为决渎之官，转运失常，即有痞塞之象，阴阳阻格，难以流通。枢机者，如车之转轴，易于出表入里也。如胸中苦满，胸中烦，心烦少阳火邪，郁于上焦，心下悸有痰饮，喜呕木郁气逆，渴少阳火邪，咳肺有留饮，是上焦无开发之机也肺属乾金，为天。肺为化水上源。水气停蓄在上，为痰饮；相火不能降，为热，皆天气痞塞之象也；腹痛木克土，胁下痞硬木气填郁，不欲饮食木邪克土，是中焦废转运之职也以上三条，俱是木克土位，即地气否④塞也；小便不利，不渴水蓄于下，是下焦失决渎之任也上焦不行，下焦不通，水气痞塞之象。皆因邪气与正气相搏而然正虚邪入，脏腑相牵，以致正气不能运行，三焦成痞塞之象，用人参扶三焦之正气，壮其枢耳所以解表药中，用人参、甘草之甘，预补其正气。里气壮，则外邪不得入里，正旺邪怯，三焦之正气流

---

① 胡：原无，据《病解》《余注》补。
② 方：原无，据《病解》《余注》补。
③ 理：原无，据《论翼》补。
④ 否（pǐ痞）：闭塞；阻隔不通。

通，不致否塞矣。[批]三焦者，皆空旷之所。《内经》曰如雾、如沤、如渎，为决渎之官。如天地作雨之时，地气上腾，天地否塞。壮气者，气行则如风至，雨气散，天地清宁矣。

四逆为太阴主方，而诸经可以互用。在太阴本经，固本以逐邪也太阴为至阴，湿土之脏，脾阳一虚，寒邪即入，阴阳不得顺接，不能行于肢末，立见肢厥吐利。若不辛甘通阳，寒邪①不能退舍②，所以理中之用参、术，守中也；四逆不用参、术，专于挽回阳气为急务耳；用于少阴，温土以制水也；用于厥阴，和土以生木也；用于太阳，益火以扶元阳也四逆辛甘通阳去寒，一法也。太阴、少阴、厥阴三脏，有阳则生，皆属虚寒，助其中阳，却内之寒。太阳为寒水之府，仲景太阳症，急当救里，宜四逆辈。然寒邪入里，非温不行。惟阳明胃实、少阳相火，非其宜耳阳明燥土，少阳相火，非四逆所宜。阳明亦有寒症，用吴茱汤者，其本亦在太阴；少阳亦有柴胡桂枝干姜者，其症亦合在太阳；厥阴亦有热症，白头翁汤者，其症本合少阳；少阴亦有黄连阿胶者，其症本在相火。所以不能拘于三阴三阳，当见是病，即用是方。如作文搭截等题，上下文题情看准，为真谛。

少阴病，四五日，腹痛，小便不利，下利不止，若四肢沉重疼痛者以上湿邪之症，为下焦水郁因发汗不得法，水逆于上，郁而为病，用真武汤，是引水归元法肾水上救上焦之津液，肾阳水气升而不潜。不专为汗多亡阳而设，以此汤镇伏肾气，使逆水下行，阳回于内，大汗止，小便行，而水气去，四肢沉重身痛可减，利亦止矣；[批]补火泄水助土。若便脓血者，为下焦火郁寒热杂居不调，其阳屈伏于内，大肠庚金，火郁为腐，而成脓血，与四逆下利清谷寒

---

① 邪：原无，据《病解》《余注》补。
② 舍：《余注》作"散"。

症不同，用桃花汤石脂、干姜、粳米。《本草》石脂疗下赤白利，是升阳散火法火郁发之。[批]升火助土。此因坎中阳虚不能发热于腰之上，仅发热于腰之下，不得以小便不利作热治火郁于下，则克庚金，金被火熔，故便脓血。火炎于上，则生戊土，用干姜之温苦发之，用石脂以土助土，涩其肠，金得土而有生气，使火性上炎，使粳米甘淡助胃生津，斡旋胃土，则土得其令，则火退位矣，下郁之火上升，上郁之水自降也。按此两节，皆是下利、小便不利，一是下焦水郁，一是下焦火郁；一用附子温肾阳，一用干姜升肾阳，治法各异。[批]此等小便不利、下利，就用苦温香燥，淡以利湿亦不宜。仲景之书，不易读也。若见下利、小便不利，疑黄芩汤、甘草泻心等下利，误进寒凉，下焦水火更郁，利不休矣。

少阴病，二三日，心中烦，不得卧者此少阴传经之热邪，扰动少阴之气，故曰二三日，病本在心其火在上，法当滋离中之真水黄连阿胶汤症也，[批]火炎在上，专于滋水降火。随其势之润下肾火上攻于心，此亦下法也，故君黄连以苦寒泄之君以连、芩苦寒，泄心经之热；臣以芍药之酸，入心敛神；佐阿胶、鸡子黄之咸润，滋肾水而制君火。四五日，小便不利，下利脓血者，病本在肾其火在下，法当升坎中之少火桃花汤症也，[批]火伏在下，专于升阳散火。顺其性之炎上使坎中之火上济于离，故佐干姜，苦温以发之注于前桃花汤条下。此伏明之火，与升明之火不得同治火之不及，阳气屈伏，谓之伏明；火之有余，阳气上炎，谓之升明。二症，伏明之火，宜升宜发，升明之火，宜降宜泄，使水火平匀，坎离既济。不但少阴一经，无论何症，皆不出于水火阴阳也。

少阴心烦少阴之脉出络心，故心烦，欲寐阳入于阴，故欲寐而不得，五六日少阴发病之期，欲吐不吐枢病开合不利，自利而渴坎中阳虚，不能引水上交，少阴火化，自利而渴；太阴湿化，自利而不渴，小便色白者肾为水火之脏，寒热验其小便，热则黄赤，寒则清白。如黄赤不能与真武汤，是下焦虚寒，不能制水，宜真武汤，以温下焦之肾水若见心烦而渴，不验其小便，专治其上焦实热，不顾下焦虚寒，热不能除，寒症立见，此乃升火降水法也。下利六七日病已传少阴矣，咳而呕渴，心烦不得眠，是上焦虚热，水精不布此热邪初传少阴，渴、咳、呕、心烦，热邪在上，宜猪苓汤，以通上焦之津液①病②止③心烦、渴、呕，热邪尚轻，故用二苓、泽泻之淡渗，使热从小便而出，其路尤近也；恐其过渗伤津，土燥金干，用滑石之甘淡色白，润胃通肺，滋阳明燥金，金润则水有化源，加阿胶之味咸色黑，滋坎水而济离火。此乃升水降火之法也。[批] 此两节病情仿佛，用药大异。

　　厥阴下利，用白头翁汤升阳散火，是火郁达之也厥阴下利，口渴，便脓血，是少阳胆气不升，火邪下陷。制乌梅丸以收火，是曲直作酸之义风木为患，相火上攻，故苦以降之，酸以收之，佐苦寒以和阴少阳相火，主温补以存阳厥阴风木，是肝家调气之法也厥阴风木与少阳相火连叶同居，苦寒而泄少阳之热，辛温而散厥阴之寒，佐甘以缓之，酸以收之，是调肝经④阴阳之气法也。乌梅丸治伤寒之厥利厥阴下利，切不可疑是少阴四逆辈症。与久利久痢脾土虚，必受木侮，故服乌梅丸之酸苦辛甘四味，扶土抑木，和中泄热，如下利久不止，能木平土旺，寒散阳升，久利可止矣。此方重于厥阴也，故半兼温补。白头翁汤主中风之热利与下重，故专于凉散少阴下利便⑤脓血，是肾火屈伏于中，故用桃花汤之石脂、粳米培土，干

---

　　① 少阴病二三日……津液：此169字柯氏原文，《论翼》在"四逆为太阴主方"句上。

　　② 病：《病解》《余注》作"今"，义胜。

　　③ 止：仅，只。

　　④ 经：《病解》《余注》作"家"。

　　⑤ 便：原无，据《病解》及下文补。

姜之苦辛升阳，是火郁发之也。厥阴下利便脓血是木火下陷，故用白头翁汤之白头翁、秦皮升清驱风，疏土中之木；连、柏之苦寒化湿泄热，是木郁达之也。火郁者，口中和；木郁者，口中渴。此二症相仿，用药大异，慎之。

小柴胡为少阳主方，乌梅丸为厥阴主方风木脏腑表里，各有主方。二方虽不同，而寒温互用、攻补兼施之法相合者，以脏腑相连胆连在肝叶内，经络相贯，风木合气，同司相火也胆为甲木①，肝为乙木②，木本乎风，而藏相火。其中皆用人参惟人参一味，二方相同，补中益气，固本逐邪，而他味俱不相袭者二方除去人参一味，虽然寒热互用，攻补兼施，他味一味不同，因阴阳异③位。阳宜升散，故主以柴胡重于表；阴宜收降，故主以乌梅重于里。阳主热，故重在寒凉少阳相火；阴主寒，故重用辛热厥阴风木。阳以动为用，故汤以荡之柴胡汤者，取其轻浮易散，而出表也，其症变幻不常少阳为枢机之剂，或出于表，或入于里，变迁不定，故柴胡汤有加减法随其变而加减；阴以静为体，故丸以缓之太阴、厥阴，以里症为重，太阴有理中丸，厥阴有乌梅丸，取其直入其里，治其本脏。少阴何以无丸？少阴为枢机之剂，变幻不常，故通脉四逆汤、四逆散，亦有加减法，或从寒化，或从热化也，其症有定局，故乌梅无加减法。④［批］汤者荡也，丸者缓也。

手足厥逆之症，有寒有热，有表有里不能见四肢厥冷，误投温热。四逆散解少阴之里热此乃少阴传经之邪，原文并无寒症，疏邪通气，同名四逆者，诸四逆法迥殊，［批］四逆散症，热利下重，阳陷

---

① 甲木：《余注》作"相火"。

② 乙木：《余注》作"风木"。

③ 异：原作"易"，据《论翼》改。

④ 小柴胡……加减法：此160字柯氏原文，《论翼》在"厥阴下利"句上。

卷七

一一三

入阴，阳内而阴反在外，阴阳气脉不得相顺接，手足厥冷，此热厥也，故不用汤而用散，取其热邪仍从外散也。**当归四逆解厥阴之表寒**外寒入于厥阴之表，故手足厥冷，脉细欲绝者，阳气已虚，表症未罢，故用桂枝汤散外之寒，归、芍和肝之血，细辛之温散，通草之通经续脉，以和表里之阳。方名四逆，不用姜、附者，因其寒尚在表，不须温其里也。厥阴内藏相火，恐其胜复太过伤阴。后文有久寒加吴茱萸、生姜者，吴茱萸温中散寒，肝经正药，其性更烈，直入肝经，［批］吴萸，肝经正药，虽一般温热用法，于姜、附不同。**通脉四逆挽少阴之真阳将亡**少阴之阳外格，面赤戴阳，不恶寒反恶热，肢厥脉微，或脉不出，非此汤不能挽回。少阴之真阳而归窟宅也，**茯苓四逆留太阳之真阴欲脱**太阳病发汗，若下之后，正气已虚，邪气未尽，邪正①相争，恐其正不胜邪，或汗不止，或利不已，用参、草之扶正祛邪，姜、附之通阳散寒，引阳入里，此方所君一味茯苓之泄肾水，水气下泄，汗可止矣，水源分清，利可止矣，此乃太阳真②阴欲脱之救逆法也。**四方更有轻重浅深之别也**四逆名虽同，治法各异。

　　按发表攻里，乃御邪之长技治外邪症，俱以此二法为宗，然各各不同。［批］表药有凉表，有温表，所以《内经》伤寒有五，《难经》伤寒有五，另设《热病论》，《金匮》另设中暍、中暑、伤寒、温热。六气之病，治法虽异，用方无不可随手拈来，实同辕异轨也。若能见何病施何方，不愧良工。若拘于发表不远热，攻里不远寒，治伤寒则可，治温病则大误矣。**盖表症皆因风寒**此以伤寒言之，温病、热病治法又殊矣③，**如表药误用寒凉，则表热未退，而中寒又起**外受寒邪，若用凉剂解之，或以寒药下之，寒凉阻遏，热闭于中，轻则痞满，甚则结胸，余见多

---

① 正：原作"气"，据《病解》《余注》改。
② 真：《病解》《余注》无此字。
③ 治法又殊矣：《病解》《余注》作"不在此例"。

矣。寒湿症亦然，若误用寒凉，腹膨泄泻矣，所以表药必用桂枝，发表不远热也热则可以散寒，然此为太阳之表热言耳太阳寒水之邪表剂也，如阳明、少阳之发热，又当栀豉、柴芩之类主之矣阳明燥土，少阳相火受邪，化热甚速，表法又与太阳寒水不同矣。在临症权衡变化，不得以发表不远热一言拘之也。里症皆因热郁，如下药不用苦寒，则里热不除热郁在里，必用苦寒，若是寒郁，又当温下，而邪无出路热邪，所以攻剂必用大黄，攻里不远寒也，然此为阳明胃实言耳此言阳明实热，如恶寒痞硬寒实结胸，水气寒冷，痰饮痞结，阳虚阴结者，又当以姜、附、巴豆之类兼之矣仲景亦有三物白散、备急丸、桂枝大黄等温下之法，各症各下，亦不能执于攻里必用寒也。下法极难。余治沙头镇①陈厚卿阴结四十余日，二十日不食，四十余日不大便，脉见结代。余以大剂附子理中，加鹿茸、苁蓉、枸杞、归、芍、菟丝、半硫丸等，下之而愈。又治常熟虹桥下塘叶姓妇，血崩后大便四十余日未更，肛中痛如刀割，日夜呼号。他医以谓肠腑生疮。余曰非也，此燥屎结于肛中，不能出，气往下坠，其痛更甚。用大剂补中益气汤提之，加淡苁蓉、枸杞、郁李、蒌仁，三剂三下，燥粪甚多，而愈。后塍镇俞姓小姐，温病后一月余未能大解，他医均与小承气加沉香等，不效。余以大剂增液汤，加石斛、白苏子、五仁等，一剂而下。[批]增液汤：生地、元参、麦冬也。常熟南泾村王姓，风秘六十余日，未大便，他医俱服枳、朴等，攻克两月不效，元气已伤，症已棘手。余以蜜煎导之，不效，以猪胆汁导之，下燥粪如梨大者十余枚，肛中大痛，已乎，惜病久正伤，大便后气促痰升，数十日而逝。又常熟陆姓女，呕吐一年余，食入即吐，大便秘结二十余日。余以《金匮》大半夏汤加淡苁蓉、怀牛膝、生蜜煎

卷七

一一五

---

① 镇：原无，据《病解》《余注》补。

之，过①肾气丸下之，② 呕吐、便秘皆愈。又王姓妇，呕吐、便秘匝月③。余以进退黄连汤，过④金匮肾气丸三剂，呕吐、便秘皆愈。小东门顾姓妇，大热，气粗，昏愦，结胸，便秘十余日。余以小陷胸、小承气，加牛黄丸、犀角等，下之而愈。又潘姓小东门卖煨鸡者，跌挫，伤科多服热药，腹痛便秘，甚危。余以桃核承气汤，加红花、怀牛膝等，下之而愈。常熟县南街朱益大火肉店一童，从高坠下，裴姓医进豆豉、牛蒡、栀翘等，腹胀，冷汗，气促，肢冷，脉伏，奄奄欲绝。余以桃仁承气汤，重用桂枝、炮姜，下之而愈。所以伤寒下法，在寒温两法⑤。惟风秘、气秘、血秘、虚秘、燥秘、阴结、阳结，俱各从其症而治之，又在两法之外矣。今两窗无事，略忆数条，以示初学之士，不可以见便秘，而误用硝、黄、巴豆，伤正也。

麻黄、桂枝，太阳、阳明表之表药；瓜蒂、栀豉，阳明里之表药；小柴胡，少阳半表之表药；太阴表药，桂枝汤太阴病，脉浮者，可发汗，宜桂枝汤。太阴本无汗法，此乃风邪中于太阴之经，或阳经传入。因其脉浮，温经解表是从脉不从症也。所以太阴表症未尽而兼里症者，有桂枝加芍药、桂枝加大黄二汤，故曰桂枝汤，太阴表药也；少阴表药，麻黄附子细辛汤；厥阴表药，当归四逆汤。六经之用表药，为六经风寒之出路也⑥六经表药，各有主方，然寒热深浅轻重，各有不同。

膀胱主水，为太阳之里，十枣、五苓，为太阳水道之下药

---

① 过：送服，即用汤剂送服丸剂。下同。
② 余以……下之：此25字《余注》《病解》作"余以《金匮》肾气丸、大半夏汤重加蜜，加怀牛膝、苁蓉下之"。
③ 匝（zā 咂）月：满一个月。匝，环绕，满。
④ 过：《病解》作"内"。
⑤ 法：原作"条"，据《病解》《余注》改。
⑥ 按发表……出路也：此220字柯氏原文，《论翼》在"手足厥逆之症"句上。

二方皆下停水、蓄饮、留饮之类也；胃腑主谷，为阳明之里，三承气为阳明谷道之下药三方下热结燥屎有形之物也；胆腑主气，为少阳之里，大柴胡为少阳气分之下药大柴胡汤即小柴胡汤去人参、甘草之甘温，加芍药、枳实，即四逆散、小柴胡合法。少阳于①厥阴为表里，恐少阳热结在里，传入厥阴，少阳症仍在，故去参、草之甘温，加芍药之酸苦，而先泄厥阴之热，以解少阳，其热仍从气分而解，防气分热郁，而传少阴、厥阴，先防未受邪之地。少阳本属三焦于胆，皆属无形之热，若用大黄泻其有形之物，未确，故本方无大黄。或者王叔和因热结在里而加者，此乃无形之热，误下陷入也。脉沉者内实也，伤寒病后，脉沉内实，病渐愈，未更衣，有枳、芍可矣，可无用大黄直下也。此三阳之下药，三阳实邪之出路也。
[批] 仲景六经，各有表药，各有下药，即温病上中下，各有表里法度，不可紊乱。今时吴属名家，无论风、寒、暑、湿六气，动则豆豉、牛蒡、枳、朴、柴、葛，发表攻里，升阳烁液，并不以仲圣伤寒、河间热病讲求理法。然为医者，岂能四时、长幼、强弱用此通套之方。人命相关，戒之慎之！当辨症清切，用药的当。照此节观之，规矩法度，不可轻移。司命苍生者，不得以名重当时，求治者众，弃书不读耶！恐治者多，而误者广，切不可以耳食之学，即售误人。虽目前为致富之券，恐后日之果报难逃耳。

大小肠俱属于胃，胃家实，二肠俱实矣胃为水谷之海，仓廪之官，容受谷物。小肠承奉胃司，受盛糟粕，受已复化，传入大肠。大肠为传道之官，传不洁之道，变化出焉。谓变化谷物之形而出也，推陈致新赖此二肠。胃气一实，二肠失变化传送之权，故而地道不通，胃实则二肠俱实矣。若三分之胃于大小肠各分治之，则调胃承气，是胃家之下药调胃气，二肠之气亦通矣；小承气，小肠之下药小肠变化有权，气通，大肠亦能传送矣；大承气，大肠之下②药

---

① 于：《病解》《余注》作"与"。于，犹"与"。
② 下：原无，据上文及《病解》《余注》《论翼》补。

汗后下后，津液已伤，热邪入里，防其胃实，故以调胃承气之甘草和胃，大黄泄热，重用芒硝之咸润，以软其结燥。不用气药者，欲甘草之缓，不欲速下，使其徐下其将结之热邪也，故曰胃家之下药。小承气故轻用气药，取其辗输轻便，轻下小肠之热结，令糟粕推入大肠，此调和胃于小肠，理气通腑之剂也。曰见更衣勿服，显然不欲其大下，通其中道，则胃于大肠俱和，故曰小肠之下药也。大承气重用枳、朴气药，而减芒硝，取大黄性猛，领枳、朴直下其已结之热邪燥屎，故曰大肠之下药也。仲圣立方用药，上下煎法，一味不能苟且。调胃承气先煮大黄、甘草，其味甘苦已和，后纳芒硝，更上微火令沸，少少温服。小承气①大黄与枳、朴同煮，不用芒硝，分二服，一服更衣，后勿服，取枳、朴与大黄同煮②，理气而缓下也。大承气重用枳、朴，先煮汁，后纳大黄，煎后入芒硝，更上微火一两沸，分温服，再服得下，余勿服，此乃取枳、朴性专行气，芒硝先化燥屎，大黄继通地道，取其直下已矣。戊为燥土胃，庚为燥金大肠，故加芒硝以润之也调胃承气不用枳、朴，而用芒硝，胃为燥土，预防其胃实，恐成燥矢也。大承气重用枳、朴，而用芒硝者，先软其已成之燥矢也，芒硝咸能软坚，又能润燥。小承气不用芒硝者，取其行气和胃，而不取其软坚润燥也。

桂枝加大黄，太阳转属阳明之下药；桂枝加芍药，太阳转属太阴之下药太阳病误下，阳邪陷入阳明，两阳相搏，胃液燥涸，则胃实，而邪仍未离太阳，故桂枝汤方中加大黄，润燥和里也。倘有太阳误下，药中必用苦寒，伤及胃阳，阳邪袭阴，太阴不能升清，浊气秽臭充溢，脾之气实腹痛，故桂枝汤中加芍药滋脾阴，泄土中之郁，除满痛，借桂枝汤桂、姜升阳，草、枣之缓痛，加芍药之酸泄，

---

① 气：原无，据《病解》《余注》补。
② 煮：《病解》《余注》作"行"。

浊气降则清气可升，脾气辗舒，臭秽下，胀痛可止。**凡下剂兼表者，以未离于表也**仲景之方最易明白，加减清楚，一毫不失。**柴胡加芒硝汤，少阳转属阳明之下药**小柴胡原方加芒硝，分两各不同。此乃柴胡症，医以丸药下之，少阳热陷入里，阳明于少阳，二阳相搏，胃实潮热，本不应下利，今反利者，热结也，故加芒硝软坚润下，泄阳明之热，仍用小柴胡从表分少阳而解也。**大柴胡下少阳无形之邪**小柴胡方去人参、甘草，加枳实、芍药，酸苦涌泄，下气分郁热，小柴胡加芒硝，下少阳有形之邪假道于阳明，下少阳之热。**桂枝加芍药下太阴无形之邪**注前节①，**三物白散下太阴有形之邪**桔梗、贝母、巴豆三味。治病在太阳之表，误用寒凉，寒邪、寒药、水气、痰饮相结，为寒实结胸。虽云下②有形之邪，亦是假途于阳明，下其寒积痰饮，散其寒结，非燥屎也。**四逆散下少阴、厥阴无形之邪**少阳、少阴、厥阴热郁，皆可酌用，与大柴胡仿佛，亦泄热③之剂也，**承气下诸经有形之邪**无形者，热陷、热郁、气滞也；有形者④，痰饮、蓄水、食积、燥屎也。下法名各不同，承气下诸经有形⑤之邪者，诸经有形之邪，皆假阳明之路而出也，故曰承气，不曰某承气汤，概而言之也。**下剂之轻者，只用气分药；下剂之重者，兼用血分药。酸苦涌泄，下剂之轻者，故芍药酸、枳实苦为轻剂**气分药；**咸苦涌泄，下剂之重者，故芒硝咸、大黄苦为重剂**血分药。[批]仲景之下法一条，分条晰缕，有水道之下药，谷道之下药，气分之下药。三阳分辨清切，有胃之下药，小肠之下药，大肠之下药三层。再太阳、阳明之下药，太阳、太阴之下药，少阳、阳明之下药。下少阳、太阴无形之邪，下

---

① 注前节：《余注》作"前节言过"。
② 下：原作"太阴"，据《病解》《余注》改。
③ 泄热：《病解》《余注》作"和表泄热"，义胜。
④ 者：原无，据《病解》《余注》补。
⑤ 有形：原无，据《病解》《余注》补。

少阳、太阴有形之邪，下少阴、厥阴无形之邪，下诸经有形之邪。可谓表里、虚实、轻重、上下、缓急、兼表、兼里、有形、无形等法，丝毫不敢紊乱，见症施治，用药何等谨慎斟酌，所谓药必中病。余在孟河时，诸前辈谨守成法，千斟万酌，至善至妥，方能一下。余于壬午到琴，见温邪、伏暑、暑湿、湿温为多。某前辈名躁一时，专喜硝、黄、枳、朴、槟榔，苦寒攻伐，或另加凉膈散两许，或再加芒硝三、四钱，蒌仁七、八钱，打和，不问虚实、上下、表里、有形无形，动手便下，遇夹湿、伏暑、湿温、受寒之症，每致痞满、结胸、便溏、泄泻，变症百出。余因见识浅狭，人微言轻，不敢傍质一言。况吾道中皆美慕其为伤寒好手，用药恣胆，不知治伤寒、温病尚在梦中耳。余每与支塘邵聿修先生言之，曰某前辈已逝，后人蹈其风者接踵而起，不慕其法，以为不知医耳。聿修先生曰：《内经》云东南之气当温之。况地卑湿重，水多土少，中宫脾土本弱，何堪受此苦咸克伐，又兼城市之中，纨绔膏粱者多，脾胃柔脆者众，可下之症甚少。当下之症，不能不下，然误下变病亦多，尔谨慎之，无多言。其中各有师承，非我等庸陋之见能窥测也。谨志之，以俟高明。去者不可追也。

仲景攻下二字，不专指大便。凡与桂枝汤，欲攻其表，此指发汗言原文：先温其里，乃攻其表，温里宜四逆汤，攻表宜桂枝汤。此谓攻表分之寒也；表解者乃可攻之，此指利水言太阳中风，下利呕逆，皆水蓄之见症。言表解者，表邪已解，可专治其里，乃可攻之，用十枣汤①，攻其水也；有热属脏者攻之，指清火言也有热属脏者攻之，指心肺间有热也，不可汗，不可利小便，防其津伤胃实，此攻其热非攻其实也，故黄芩汤彻其热。仲景治阳明不患胃实，患脏有热耳，急攻其热，缓下其实。又云表解可攻痞，所以仲景云表解者，方能专治其里，攻里②宜大黄黄连泻心汤，此亦攻其热也。为医者，不读仲景之书，其邪尚在表，动手即下者，仲景罪人也。寒湿

① 汤：《病解》《余注》此下有"法"字。
② 里：《病解》作"痞"。

在里不可下，**指利水言**身目为黄，症似茵陈栀子大黄汤症，以寒湿在里，不可下。仲景另列一条，恐后人用茵陈栀子大黄误下，故将寒湿在里不可下提出，要悟到利湿矣，当从真武、五苓等温利其寒湿也；**以有热故也，当以汤下之，指清火言也**伤寒十三日不解，过经谵语者，以有热故也，当以汤下之。仲景不名何汤者，因临症之时，热有多寡，调胃、大、小承气等汤，量其轻重而下其余热也。所以仲景攻下二字亦不能执一耳。启蒙读伤寒者，全在此等虚言文字中着力。

仲景下剂，只重在汤，故曰医以丸药下之，非其治也。观陷胸、抵当二丸，仍当用水煮，是丸复为汤，重两许，化而连㳄服，则其势力更猛于汤、散矣汤者荡也，荡涤邪秽，欲使其净尽也。丸者缓也，和理脏腑，不欲其速下也。大陷胸丸，逐其有形之水，水邪结在胸中，非峻药不能逐之，又不能以急剂一下而尽。抵当丸，逐有形之血结，血结在少腹，不可不攻，又不可以峻剂一攻而下。仲景以丸药，取①其药之有形，专攻逐其有形之邪，使其急剂、峻剂，缓缓而逐之、攻之，是峻剂缓下之法也。今能知仲圣用药之苦心者几希矣。[批] 理中丸亦治内寒久积，汤轻丸重，亦取其㳄，留于中暖其藏也。治法虽易，理则同。**当知仲景方以分、两、铢计数者，非外感方**如五苓散、四逆散、白散等，以分、两、铢计数者，皆治里之法，与外感正方治法迥别；**丸药如桐子大，每服十丸者，不是治外感法**如麻仁丸、乌梅丸等，皆若桐子大，服十丸或添之二十丸，与抵当、陷胸等丸，煎化连㳄服，治法不同。仲圣用药表里、深浅、上下、缓急，无一不到，反言仲景方难用，夫子墙高千仞，入其门不易，况登其堂，入其室，难哉。

---

① 取：此前《病解》《余注》此上有"煎之连㳄服"5字。

仲景制方疗病，随立方禁于后①，使人受其功，不蹈其弊也。如用发表药，一服汗者停后服_{如桂枝汤，全料一剂，煮取三升，先服一升，为一服。如麻黄汤，煮二升半，先服八合，为一服。如葛根汤，煮三升，先服一升。诸如此类。得汗后，停后二服。如不中病，再服二服，中病停三服。若不中病，再服三服，为尽剂。尚未中病，观一周，再服后剂。如大承气，得下，余勿服。小承气，服初服，若更衣，勿服后服。若抵当丸，服晬②时，当下血，不下更服。若大陷胸，煮二升，先服一升，得快利，止后服。仲景百十三方，皆有煎法、服法，何等谨慎小心。警戒后学，倘服药过剂，病去则正伤；药不及病，留邪不去。故曰药必中病而止。所以用药如翦上鹄③，必中红心，一有偏倚，气血反伤，变症蜂起。今时用药，煎法、服法，方法皆失矣。}**若脉浮紧，发热汗不出者，不可与桂枝**_{照此脉此症，是太阳麻黄症也，若服桂枝，必致汗不出，热郁于中，变致烦躁、斑黄、狂乱矣。[批] 此言药轻不及病。}**若脉微弱，汗出恶风者，不可服大青龙**_{脉微弱者，正虚邪少，汗出恶风者，表虚不实，若误服大青龙，虚以实治，汗多亡阳，必致厥逆。[批] 此言正虚病轻药重也。}**脉浮，发热，无汗，表不解者，不可与白虎**_{脉浮无汗，虽发热，表邪未解，若误投白虎，留邪于表，寒药反伤胃阳。[批] 此言表症误治其里。}**诸亡血虚家，不可用瓜蒂**_{水谷入胃，中焦变化津液④，色赤而为血，血即阴也。《内经》曰：夺血者无汗。亡血虚家，津液已伤，若误吐，胃阴更竭，胃不得布津于膻中，孤阳无依，以致内烦，胃逆，灼热不休，若不当时变症，久则虚损不免矣。[批] 此言}

---

① 随立方禁于后：《论翼》作"随方立禁"。

② 晬（zuì 最）时：即周时，一昼夜。

③ 如翦（jiǎn 简）上鹄（gǔ 古）：如同用箭射靶子。翦，同"箭"。《集韵》："《说文》矢也。隶作箭，或作翦。"鹄，箭靶子。

④ 津液：原无，据《病解》《余注》补。

重伤其阴。**病人旧微溏者，不可与栀子汤**阳明、太阴同处中州，旧微溏者，病人素昔里气虚寒在下也。栀子涌泄胸中客热之剂，里气虚寒，恐其寒凉乘虚下泄，而转太阴，胃气不实，则下利矣。仲景用栀子，胃气不实尚在禁例，用承气者，可不慎之欤。[批] 此言恐寒凉伤阳也。**阳明病汗多出者，不可与猪苓汤**阳明戊为燥土，庚为燥金，发热汗多而渴，津液已烁，阳明已燥，再服猪苓汤，燥而益燥矣。照此症，即五苓散、文蛤散、茯苓甘草等，淡渗伤津，皆所禁也。[批] 言勿重伤津液。**外未解，其热不潮者，未可与承气**外未解，邪尚在表；其热不潮者，里未实也；未可者，不可早用承气，引邪入里，欲邪仍由表而解也。[批] 此乃表邪尚在，误下则痞满、结胸、下利等变症，不可设想矣。**呕家不可用建中**以甘故也。伤寒呕家者，胸中聚热，辛甘化阳，助热则更呕矣。酒客忌桂枝汤者，因酒客不喜甘，恐其呕也。此呕家不可服建中，恐更助其呕也。两条其义不同。**观种种方禁，当知仲景立方慎重之心也**吾兰泉师曰：如此等①处，启蒙读《伤寒②》书③，较庭训指授而言，清切精细多矣。

　　仲景加减中有深意。如腹中痛者，少阳加芍药小柴胡汤，若腹痛者，去黄芩加芍药，[批] 木乘土腹痛，小柴胡去黄芩加白芍，胜建中，止痛更效。**少阴加附子**四逆散，腹中痛者，加附子，**太阴加人参**理中汤，腹中痛者，加人参，足前成四两半。**若心下悸者，少阴加桂枝**四逆散，悸者，加桂枝，**少阳加茯苓**小柴胡方，若心下悸、小便不利，去黄芩加茯苓。**若渴者，少阳加栝楼根④、人参**小柴胡方，若渴，去半夏加人参、栝楼根，**太阴加白术**理中汤方，渴欲饮

---

① 等：原无，据《病解》《余注》补。
② 寒：原无，据《病解》《余注》补。
③ 书：《余注》此下有"者"字。
④ 根：原无，据《论翼》补。

水者，加白术。**仲景于加减中，分阴阳表里如此**少阳木郁，气滞腹痛，以芍药泄之；少阴阴寒腹痛，以附子温之；太阴气虚腹痛，以人参充之。少阴水气上升之心悸，以桂枝温而泄之；少阳小便不利，水饮上停之心悸，以茯苓淡以泄之。少阳热郁津伤之消渴，以人参生津，佐栝楼根以润之；太阴津液不能上布而渴，以白术通阳，消饮生津。此节指出加减，免得启蒙之士，见腹痛即投温热，遇悸即用补用镇，见渴即用凉润之弊。[批]此症心悸、腹痛、渴症，皆在伤寒之中，却与调理中稍异。**故细审仲景方，知随症立方之妙；理会仲景加减法，知其用药取舍之精**所以用药如用兵，取其势而用之，当取当舍，皆在临机应变。

　　小青龙设或①然五证，加减法②内即备五方。小柴胡或然七证，即具加减七方此承上文以续下节。要知仲景有主治之方，如桂枝、麻黄等是也；有方外之方，桂枝汤加附子、加大黄等是也桂枝类十九方，麻黄类八方，葛根类三方，柴胡类六方，栀子类五方，承气类四方，泻心类十一方，白虎类三方，五苓类三方，四逆类十一方，理中类十一方。此等皆与本方异，而不脱本方格局，另立方名者，即方外之方也；有方内之方，如青龙、真武辈有加减法也小青龙加减③五法，小柴胡④加减七法，通脉四逆汤加减五法，四逆散加减五法⑤，理中汤加减八法，真武汤加减四法，桂枝附子去桂加白术汤一方二法。此等内有加减，不另立方名者，即方内之方也。**仲景之书，法中有法，方外有方，何得以三百九十七法、一百一十三方拘之耶**仲景之书，千变万化，伤寒杂病，若能融会贯通，无

---

① 或：原无，据《病解》《余注》《论翼》补。
② 法：原无。据《论翼》《余注》《病解》补。
③ 减：原无，据《病解》《余注》补。
④ 胡：原无，据《病解》《余注》补。
⑤ 四逆散加减五法：原无，据《病解》《余注》补。

所不治矣。[批] 仲景之方，治何病即加何药，当去何药，一定章程，不敢稍存己见，以示后学加减之慎重。某经用何方，兼何病，加某药，当去何药。合病用合病之方，兼病、并病有兼病、并病之方。时医动笔曰仲景方加减，然加减之法皆与仲景不合。余虽拟仲景意，不敢言仲景方加减者，恐遗笑大方也。

　　昔岐伯创七方以制病岐伯七方，大、小、缓、急、奇、偶、复是也，俱从脏腑之证而施，药之品味，皆分七方之制也。奇、偶、复三方，大、小、缓、急四制之法也，诸在临症斟酌用之。故《内经》曰：病有缓急，方有大小等语，仲景更穷其病之变幻，而尽其精微。如发表攻里，乃逐邪之大法发表、攻里俱有层次，而发表、攻里之方，各有大小，如青龙、柴胡、陷胸、承气是也。夫发表既有麻黄、桂枝方矣。然有里邪夹表而见者，治表不及里，非法也读下文自明。而里邪又有夹寒、夹热之不同，故制小青龙以①治表热里寒，制大青龙以治表寒里热，是表中便兼解里，不必如坏病之先表后里、先里后表之再计也。然大、小青龙，即麻、桂二方之变，只足以解营卫之表大、小青龙，虽与麻、桂二方异，实与二方同意，所兼治之里寒、里热，其邪尚未离太阳营卫之表，若入于阳明、少阳膝理、肌肉之间，又非二方可治矣，不足以驱膝理之邪。且邪留膝理之间，半表之往来寒热虽同，半里又有夹虚夹实之悬殊，因制小柴胡以防半里之虚，大柴胡以除②半里之实仲景小柴胡防半里之虚，将人参、甘草易芍药、枳实，即除半里之实。方之加减，心似燃犀③，法如盘珠，非医圣岂能如此，

---

①　以：原无，据《病解》《余注》《论翼》补。
②　除：原作"防"，据《病解》《余注》《论翼》改。
③　燃犀：为烛照水下鳞介之怪的典实。典出南朝宋刘敬叔《异苑》卷七。此指明察幽微。

不必①如后人先攻后补、先补后攻之斟酌也。攻里既有调胃承气矣只能治中焦。然里邪在上焦者，有夹水痰之异；在中焦者，有初硬后溏之异，有胃实未成，燥屎已硬，大便反溏之分，非调胃一剂所能平也。因制小陷胸下②胸膈之痰黄涎也。水尚未能蓄结而成实，故心下按之虽痛，不似大结胸之石硬而拒按也，大陷胸下胸膈之水水气与寒热互结不通，按之石硬而痛，非此汤、丸不可，小承气以试其胃家之实③胃实未成燥屎，胃实肠虚，以小承气，推而下之，大承气下其已结之燥屎肠实胃虚，阳明之热更甚，故以大承气推荡，急下其热而存阴。方有分寸，邪去而元气无伤。当凭脉辨症，得其真实，分轻重而下之，方可保无遗患也④仲景下剂，最为慎重，千斟万酌，方能一下。柯韵伯曰：阳明病，以⑤棋喻之，发汗是先着，涌吐是要着，清火是稳着，利水是闲着，温补是忿着，攻下是末着。病至攻下，无别着。故汗之得法，他着都不必用，其用吐法，虽是奇着，已是第二手矣。他着都非正着，惟攻下为煞着，亦因从前之失着也。伤寒至攻下者，亦不得已耳。今人动手喜下者，余实不解。[批] 治阳明者，以清热为正着，栀子为首方。余读原文曰微溏者，不可与栀子汤中悟出。诸症能使其热先清，阳明断无承气症矣。

　　按发表攻里之方，各有缓急之分⑥。[批] 论缓、急、奇、偶、复用法。如麻黄汤即发表中之急剂也⑦，桂枝即发表之缓剂也。其用桂枝诸法，是缓剂中更有轻重矣。大承气汤即攻下之急剂，

　　① 不必：《论翼》此上有"是表中便兼和里也"八字，义胜。
　　② 下：《论翼》作"清"。
　　③ 实：《论翼》作"矢气"，《病解》《余注》作"将实"。
　　④ 当凭脉辨症……遗患也：此22字《论翼》作"不致有顾此遗彼，太过不及之患也"。
　　⑤ 以：原作"已"，据《病解》《余注》改。
　　⑥ 分：《论翼》作"法"。
　　⑦ 也：原无，据《论翼》补。

小承气即攻下之缓剂也，曰少与之，令小安，曰微和胃气，曰不转矢气者，勿更与之。其调胃承气，则下剂之尤缓者也，曰少少温服之，且不用气分药，而更加甘草，是缓下中亦有差别矣仲圣小承气、调胃承气，缓下之法，如此叮咛慎重①。今人凭脉辨症，不得真实，以硝、黄、枳、朴妄下者，真仲景之罪人也。若奇偶之法奇乃古之单方，偶乃古之复方，诸方既已备见，而更有麻黄、桂枝二方各半之偶，桂枝二麻黄一之奇，是奇偶中之各有深浅也。服桂枝汤已须臾，啜稀热粥，为复方矣，而更有取小柴胡后加芒硝一升②之复，是复方中又分汗、下二法矣。若白散之用复方更异，不利，进热粥一杯，利不止，进冷粥一杯，是一粥中又寓热泻冷补之二法也③巴豆性热，利不止，以冷粥止之；大黄性寒，下不止，以热粥止之。此等皆上古复方之妙。

仲景方备十剂之法，皆遵《内经》④：［批］十剂。轻可散⑤实，麻黄、葛根等汤是已；宣可决壅，瓜蒂、栀子等汤是已；通可行滞，五苓、十枣之属是已；泄可去闭，陷胸、抵当、承气等汤是已；重可去⑥怯，禹余粮、代赭石等类是已；滑可去着，猪胆汁、蜜煎等法是已；补可扶弱，理中、附子等汤是已；

---

① 叮咛慎重：《病解》《余注》作"慎重警戒，何况大承气乎"，义胜。

② 小柴胡后加芒硝一升：《论翼》作"小柴胡一升加芒硝"。

③ 二法也：《论翼》此下有："病有虚实相关，寒热夹杂，有时药力所不能到者，仲景或针或灸以治之。自后世针药分为两途，刺者勿药，药者勿刺，岂知古人刺药相须之理。按岐伯治风厥，表里刺之，饮之以汤，故仲景治太阳中风，服桂枝汤反烦不解者，刺风池、风府，复与桂枝汤而愈；阳明中风，刺之小瘥，如外不解，脉弦浮者，与小柴胡，脉但浮无余症者与麻黄汤。吾故曰：仲景治法悉本《内经》，先圣后圣，其揆一也。"凡148字。

④ 皆遵内经：《论翼》无此4字。

⑤ 散：《论翼》作"去"。

⑥ 去：《论翼》作"镇"，义胜。

涩可固脱，龙骨、牡蛎①、桃花等汤是已；燥可去湿，茵陈蒿②、麻黄连轺赤小豆等汤是已；润可滋枯，猪肤、炙甘草等汤③是已；寒可去热，白虎汤是已；热可去寒，通脉④四逆汤是已。以七方十剂而论之，知立方之时，非仲景之方，是上古之经方也。仲景著书之时，是伤寒杂病、救误、临症变化施治之书，非拘于六经、三百九十七法、一百一十三方之书也仲景原序曰：勤求古训，博采众方，撰用《素问》《九卷》《八十一难经》《阴阳大论》《胎胪药录》，并平脉辨症，为《伤寒杂病论》合一十六卷，虽未能尽愈诸病，庶可见症知源，若能寻余所集，思过半矣。[批] 仲景著书之时，伤寒杂病合治之书，后王氏一翻之后，成千古疑案矣。仲圣当时亦从汉前之书采辑而成，非拘于三百九十七法、一百一十三方也。吾葆渠伯祖、麓泉堂伯云：读书当在唐宋前，文法虽古，学有本源。能在《伤寒》《金匮》中深求研究、变化之，天下何病不愈也。后人愈更愈晦，愈驳愈杂，注解家愈多，去古法愈远，使仲景精义弗彰。是以读之者鲜，而旁门歧路，莫知适从，使初学之士视

---

① 龙骨、牡蛎：《论翼》作"赤石脂"。
② 茵陈蒿：《论翼》无此3字。
③ 润可滋枯……炙甘草等汤：《论翼》作"湿可润燥，黄连阿胶汤"。
④ 通脉：《论翼》作"白通"。

如畏途,弃而不读，甚为斯道忧之①仲圣之书，医学之大成、方书之正宗，不读伤寒而为医者，如儒者不讲四子六经，专攻时艺作文，而希冀功名者，根柢全无矣。

---

① 以七方……忧之：此段凡 127 字柯氏原文，《论翼》无。《病解》作"以七方十剂而论之，知立方之时，非仲景之方，是上古之经方也。仲圣著书之时，原非拘于六经、三百九十七法、一百一十三方治病之书，是临时变化、随症施治、救误治病之书。细究仲圣书中，救误之方多十治病之方也。"凡 85 字。且"经方也"之后是红字（其他原文是黑字）。《余注》作"以七方十剂而论之，知立方之时，非仲景之方，是上古之经方也。仲景著书之时，原非拘于六经、三百九十七法、一百一十三方之书，是伤寒杂病临时变化、随症施治、救误之书也。细究仲景书中，救误杂病之方多于六气伤寒之正方，若拘经、拘法、拘方，熟读仲景之书不能变化，有何益哉。"凡 111 字。本书稿的其他柯氏原文与《病解》《余注》完全相同，此段出入如此之大，当是余氏补缀的缺文。

跋①

　　此即柯氏即②《伤寒论翼》所③，吾师讲书之时，逐句细解，今忆而注之，可与初读伤寒者为敲门砖耳。因坊间无行本，《四库提要》中有之无注释。

---

① 跋：原无，据下文内容补。
② 即：疑衍，当删。
③ 所：疑误，或下有脱文。

校注后记

《伤寒启蒙集稿》系晚清医家余景和注释柯琴《伤寒论翼》卷下未刊行于世的手稿，现藏于辽宁中医药大学图书馆，因其为孤本手稿，世人难得一见。

一、余景和生平

余景和（1847—1907），字听鸿，号少愚，又号萍踪散人，阳羡（今江苏宜兴）人。9 岁丧父，12 岁因贫废读，13 岁随兄长至孟河（今江苏武进），入药肆为学徒，14 岁被掳入太平军充苦役，至 18 岁太平军兵败，得归宜兴，母亲与姐妹们已殉难，便到孟河寻得兄长，遂仍留药肆中。景和出身孤苦，体世道之艰难，乃勤奋自励，以所业与医近，乃取《医宗金鉴》等书，冥心搜讨，无间寒暑，而于《伤寒》《金匮》《内经》《难经》，更能背诵如流，只是愧无师承。孟河名医费兰泉见其勤谨，收为入门弟子，入室 3 年，侍诊而立。其后十余年，为药肆、茶肆伙计，虽未正式行医，但也偶尔为人治病取效。孟河学医后即青出于蓝，然其为人谦逊低调，费师曾多次敦促其悬壶，均以业未精婉拒。1882 年迁居常熟，应友人之劝而正式行医施诊，因屡愈险证，不数载而名声大震，成为孟河医派高足，享有盛誉，有"余仙人"之称。其医道之高深，汪莲石评余氏《诊余集》曾赞曰："究竟从伤寒入门者，自高出时手之上。"其医德之高尚，孙思恭在《外证医案汇编》序中称："朴诚温厚，绅宦乡民就诊者，慎思切问，毫不异视。无谄谀骄傲之容，绝时髦矜夸之习。"其学验丰富，于内、外、喉科等均有较深造诣，行于世的著述有：1893 年刊成《余注伤寒论翼》，1894 年刊成《外症医案汇编》，1918年余氏过世之后《诊余集》出版（建国后再版改为《余听鸿医案》）。

二、《伤寒启蒙集稿》流传考证

我们在整理本书稿时，将其与《伤寒六经病解》（藏于辽宁中医药大学图书馆）和《余注伤寒论翼》（光绪十九年谢文翰斋刻本）进行了详细比对。本书稿与《病解》均以柯氏《伤寒论翼》原文为单行大字，余氏注释为双行小字，纸张、笔体、行款、装式皆相同。《病解》封面毛笔书写"伤寒六经病解""柯氏遗书初稿""听鸿氏订"等字；本书稿封面毛笔书写"伤寒启蒙集稿""三易""己丑听鸿手订"等字。《病解》分两卷，即前3篇为卷一，后4篇为卷二，卷首分别有"伤寒六经病解约注卷壹""伤寒六经病解约注卷贰"；本书稿分7卷，即每篇为一卷，各卷卷首书名均为"伤寒论翼快读集"，首卷卷首更以字条粘贴补入"余注伤寒论翼"6字。《病解》字迹大体工整，但有的页面较乱，明显经过多次删补改动，其间或用黑笔或用朱笔添、抹、挪、涂改，有的字迹潦草，颇难辨认，注释及眉批与《余注》出入较大，且不够清晰详尽。本书稿文字工整，页面较为清楚洁净，虽也有删补改动之处，但标注明确，易于辨认，且注释内容更清晰详尽，从"太阳病解"至"厥阴病解"6篇的注释及眉批与《余注》基本相同，只有"制方大法"一篇出入较大，但也内容完整，逻辑清晰，语言流畅。此外，《病解》封面有钢笔小字"稿甲共二本"，本书稿封面有钢笔小字"稿乙共三本"，疑为收藏者标记。

结合《余注·自序》《余注·赵序》等相关文献，推断三者成书过程大致如下：余景和受费兰泉先生影响，颇重伤寒，尤其对柯韵伯《来苏集》理解颇深。但当时流传坊本《来苏集》中的

《论翼》缺失，余氏从其伯祖葆薰、堂伯麓泉所藏之旧书中偶得《伤寒快读》一卷，实即手抄本《伤寒论翼》卷下7篇，欣喜不已。虽有蠹蚀破碎，余氏以己意补缀，暇时与后辈逐句讲解，门人随讲随录，未及3月，装订成帙，推测即为初稿《伤寒六经病解》两册。经斟酌修改，至1889年，余氏手订再稿，书名改为《伤寒启蒙集稿》。此手稿分作3本装订，即三阳病解部分合订一册，三阴病解部分合订一册，制方大法部分独立装订一册。1890年，余景和于福山何子范处寻得《伤寒论翼》另一手抄本，遂将一直缺失的《论翼》卷上7篇补入，作为第一卷，《伤寒启蒙集稿》为后3卷，凡4卷。1891年经能静居士赵烈文更正并评注，扫闲居士孙思恭助资并改名为《余注伤寒论翼》，光绪癸巳年（1893）于苏城谢文翰斋刊印发行。

由上可见，《病解》当为初稿，本书稿为再稿，而《余注》则是补入柯氏《论翼》卷上原文后定稿刊行。

三、问题探讨

《病解》成书时间问题：本书稿封面有"己丑听鸿手订"字样，因此成书时间可认定为己丑年，即1889年。《病解》中未见书稿装订时间，因此具体成书时间未定，应早于1889年，但《全国中医图书联合目录》录该书成书于清光绪辛卯，即1891年。为此我们查阅了《病解》，发现此稿本中夹有破损单页，内容为："赵能静先生删订时有批语、短论数条，一并附录。孙扫闲校阅恐有鲁鱼之误，幸乞高明更正。辛卯冬至前一日余景和识"。《总目》恐是据此而载《病解》成书于辛卯。考此单页非原书稿所订，亦非原书稿所脱落，可能为赵烈文评注后，余氏后夹入。另据《余注·阳明病解》后记："阳明一篇委曲洞达，读之最有味，辛卯仲春静叟读志。"这与《病解》

所夹单页中记述的时间接近。可见辛卯年当是能静居士赵烈文评注《余注》手稿的时间，并非《病解》的成书时间。

本书稿与《余注》"制方大法"一篇的内容出入问题：考第三册封面有24字："此三本有二本誊正在赵刺史处，未曾阅出，约要尽年可批好"，字迹较为潦草，且"有二本"3字为后加入。以此我们大胆推测，本书稿在1889年成书后，余景和将其订为3本，1891年春赵烈文先评阅了前两本，即六经病解部分，而第三本"制方大法"尚未评阅。本书稿卷七"制方大法"，极有可能是未经他人评阅过的原貌，更能体现余氏的学术思想。

四、价值和意义

余氏是晚清名医，孟河医派高足，在近代医学史上具有一定的地位和影响。本书稿是以《内经》理论为依据，综合其多年研读《伤寒》诸书的心得，并结合临证诊治经验，依次详注柯氏《论翼》卷下，对柯氏学术观点多有发挥，内容通俗易懂，为学习《伤寒论》入门之书。本书稿与《余注》的最大区别是缺《论翼》卷上7篇原文。因当时柯氏《来苏集》坊本缺《论翼》，余氏先得抄本只是卷下，故从后得抄本中补入卷上。如今柯氏《论翼》已广为流传，《余注》中后补入的这部分《论翼》原文讹误遗漏颇多，且未加注释，价值和意义不大。本书稿是余景和毕生研究《伤寒论》、注释《论翼》最具价值的内容。我们对该书稿进行了系统整理、校勘与注释，使其刊行于世，让后人得以继承发扬前人的研究成果，并指导医疗实践。

总 书 目

I

本　草

方　书

医便

卫生编

袖珍方

仁术便览

古方汇精

圣济总录

众妙仙方

李氏医鉴

医方丛话

医方约说

医方便览

乾坤生意

悬袖便方

救急易方

程氏释方

集古良方

摄生总论

摄生秘剖

辨症良方

活人心法（朱权）

卫生家宝方

见心斋药录

寿世简便集

医方大成论

医方考绳愆

鸡峰普济方

饲鹤亭集方

临症经验方

思济堂方书

济世碎金方

揣摩有得集

亟斋急应奇方

乾坤生意秘韫

简易普济良方

内外验方秘传

名方类证医书大全

新编南北经验医方大成

临证综合

医级

医悟

丹台玉案

玉机辨症

古今医诗

本草权度

弄丸心法

医林绳墨

医学碎金

医学粹精

医宗备要

医宗宝镜

医宗撮精

医经小学

医垒元戎

证治要义

松厓医径

扁鹊心书

素仙简要